陳乃菁醫師攜手高雄長照專業照顧者——著

雄溫暖，心照顧

高雄第一線失智照顧者無藏私經驗分享

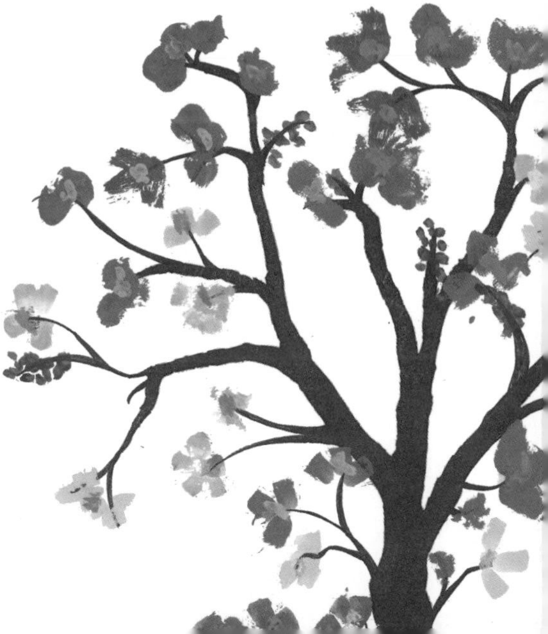

謹以此書

紀念 賴韋安 醫師

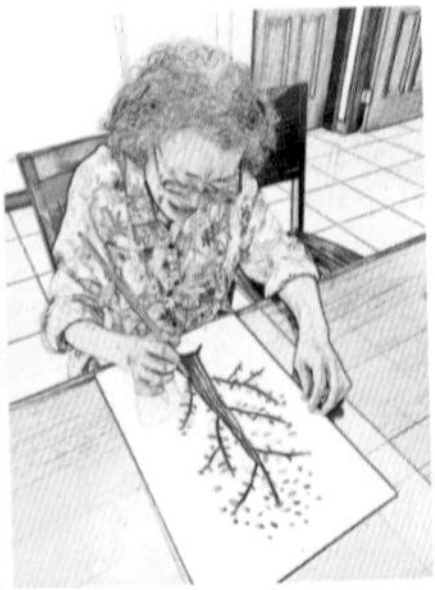

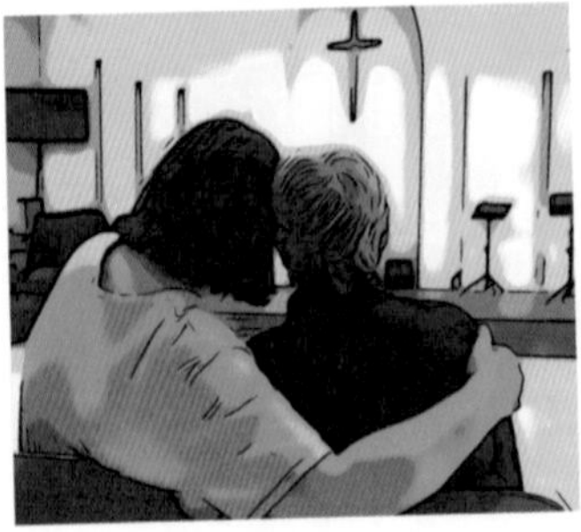

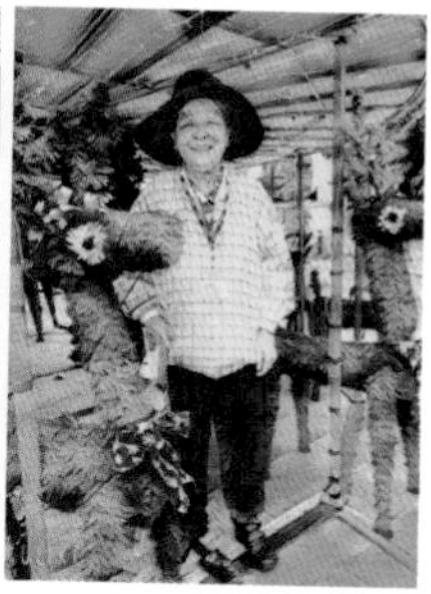

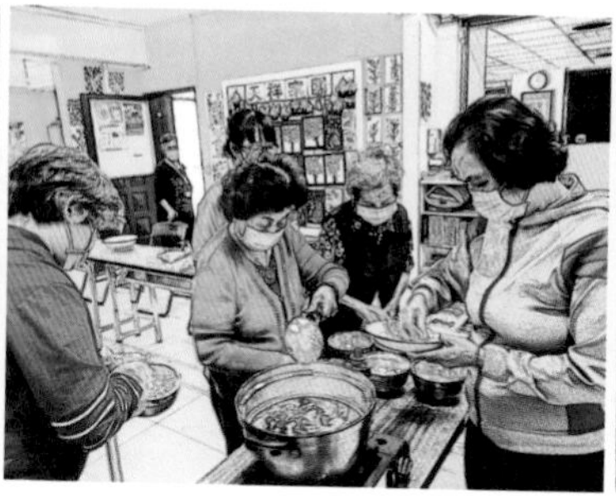

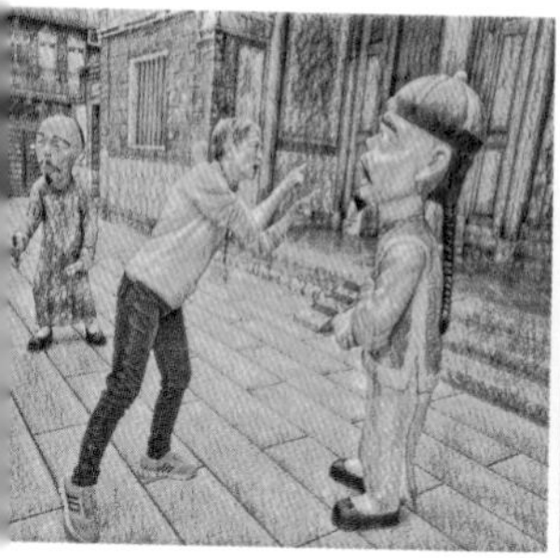

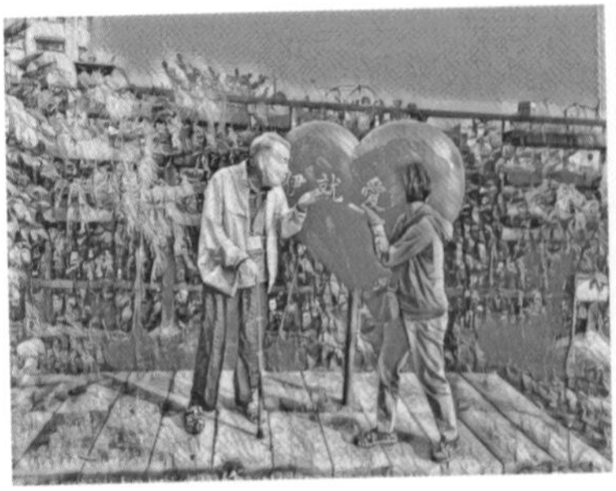

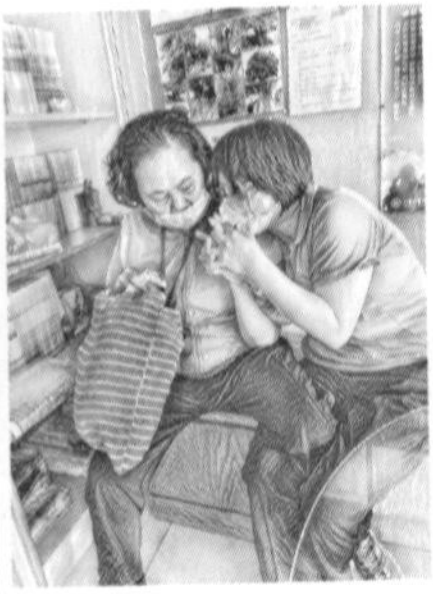

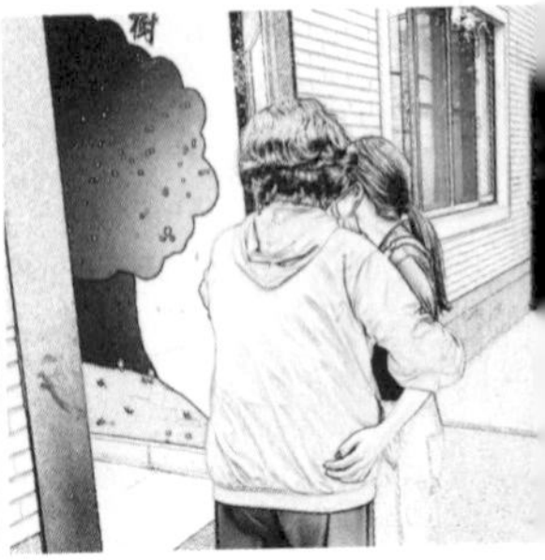

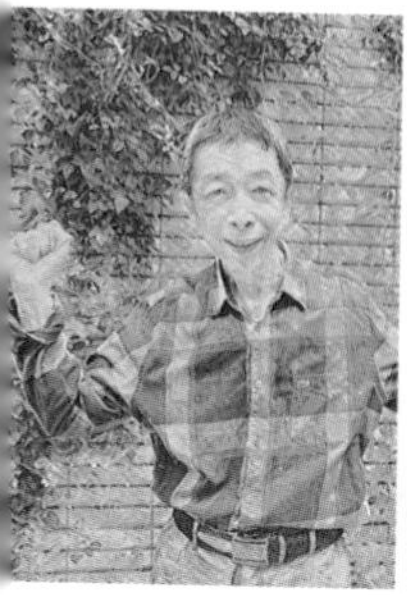

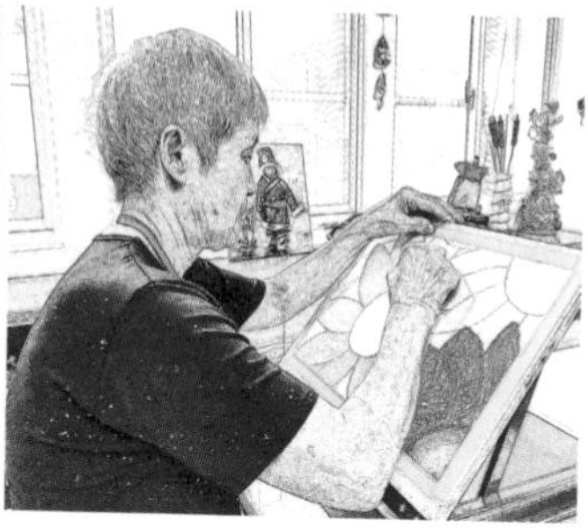

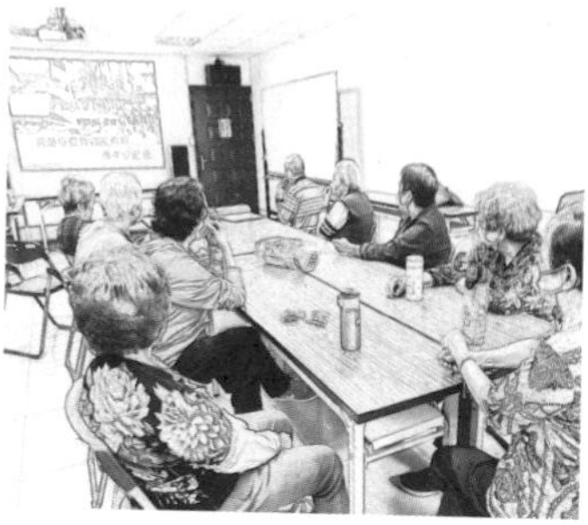

推薦序

陪伴・支持・合作・個別化照護

李素華　高雄市政府衛生局長期照顧中心／主任

身為高雄長期照顧領域的一員，能在失智症月前夕見到高雄長照夥伴們共同推出這本故事性與知識性兼具的照護書籍，心中無限欣喜。

說起來，長期照護是我的職業、更是我的志業，因為「於公」，這是我長年投身的職場；「於私」，我也是失智症患者的家屬，在照顧過程中我親身體會到家屬的無助。我親眼體會到失智者能從一輩子溫文有禮的個性轉變為生病後會說不好聽的話，大聲起來聲震鄰里，讓我非常不好意思，擔心影響鄰居。倒是家人告訴我別介意：「鄰居都知道，大家都能體諒的。」這個經驗讓我頗有所感：原來家屬能了解失智者的行為及態度最關鍵，而要照顧好失智／失能的老人家，家屬能擁有正確的照顧知識是相當重要的，並且絕對需要團隊合作力量。後來有機會在公領域推動長照服務政策，及經歷更多的挑戰，更加堅定了這樣的信念。

就以目前最讓人苦惱的失智長輩照顧問題來說，失智照護特別強調「個別化」，每位長輩有他的生命史、個人的偏好以及習性，我們需要了解失智症患者過去的習慣及生命故事，找出最適合他的活動或相處方式，什麼樣的活動是他們真正需要的和喜歡的、什麼樣的人事物對他們來說是真正有意義的，如此方能真正把服務品質做到位。因此，在我們在提供服務時絕不能依靠制式性、齊頭性的規劃。

當然，這是一大挑戰！在高齡化浪潮下，沒有人能有十足的把握，幸好在高雄我們有一群傻氣十足、熱情滿滿的夥伴自開始就相互扶持著一起往前走。於是在中華民國一〇六年，中央政府開始推動失智照護綱領，提出失智共同照護計畫。

高雄市提出高雄市失智照護網絡計畫，建構七大分區照護網，布建共同照護中心及失智據點，以「失智友善環境、提升失智症診斷、治療及照護、失智症照顧者支持網絡連結、普及可近性社區照護據點、個別化多元溫暖特色服務」為推動主軸。高雄長庚優先獲得承辦高雄市第一個失智共同照護中心，設置18個失智據點，共同啟動了高雄市失智照護社區網絡。還記得第一次的團體會議上大家發言之踴躍，讓會議時間遠遠超過原初規畫還無法喊停，透過這個會議，有經驗的單位幫助新手單位、有資源的夥伴協助剛成立的夥伴，建立了高雄的服務模式。

至今（一〇九年），高雄已快速成長為九個失智共照中心以及52個失智據點，以數目來說是全國第一，同時間投入長照服務的人力更是急速增長。我們的成長速度讓中央單位都刮目相看，但在我心中，更珍視的是這一路上我們無形中培養出高雄長照夥伴們的團隊精神。自此，每年9月我們總會舉辦失智相關議題的主題活動，不論是舉辦經費破百萬的國際研討會，或者溫馨的對第一線夥伴表達感謝的分享會，都是由共照中心輪流擔任主責單位領軍、其他中心和據點夥伴共同協助的方式來舉辦。

我相信這是在高雄長出的獨特精神，畢竟在這片土地上，高雄幅員廣闊卻又城鄉差距大，人口老化速度快卻又人口結構變化大，除獨老家庭和老老照顧狀況時有所聞外，我們還有原鄉照護需要特別花心思來推動，光以茂林鄉來說就可再細分為三個不同的原民語言區域。

因此，身為地方政府團隊一員的我們，就將自己定位為地方團隊與中央政府間的居中協調角色，希望能以溫和的態度來協調多方意見以利服務的推動。例如，這幾年來我們非常在意在原鄉照護上，培育當地原住民青年在地就業，因此我們特別向中央爭取原住民照顧服務人員基本薪資，從經濟層面提供誘因，照服員的心能安定下來為自己的鄰里和族人服務，如此一來，老人家也才能安心在地老化，由擁有相同語言和文化背景的年輕族人服務、長照服務才能在偏鄉紮根。同時間我們也積極培植在地資源，三家原民區衛生所投入長照服務行列，改善偏鄉的交通接送和送餐服務等，讓服務在地化能真正落實。

這樣的成果，並非一蹴可幾。過程中除仰賴中央單位的支持和地方團隊的努力外，也想趁此機會，感謝在高雄市政府單位內兢兢業業努力的夥伴們，任何政策的推動都不容易，不同單位間不時有說不清的問題，各項計畫需要提早申請又要能準時核銷，凡此種種都需同仁耐心的居中協調，用心又耐心的跟服務單位說明，感謝他們。每當我見到同仁走訪長照單位、甚至多次遠赴偏鄉看望使用長照服務的長輩們，我總是心生敬意，這一趟來回就是一整個白天過去，回到辦公室後多半還要加班補做文書工作。

但也正是在這樣的精神下，高雄有了可對外言說的長照成績，這是集眾人力量的成果，正如這本匯集發生在第一線長照服務現場的故事合輯。相信透過故事性的內容，我們所傳達的，不只是發生在高雄的人事物，每一個故事中呈現的照顧困難和家庭紛爭也正在每一縣市的長照現場發生，因此期望高雄夥伴的故事，能為每一個承擔長期照顧壓力的家庭，提供照護的智慧與打氣的力量。

說起來，大家老後都希望還是能獨立自主生活，即使失智或失能時，也能獲得適切的照顧服務，有好的生活品質。過程中需要政府與民間共同合作，服務使用者最需要家屬的陪伴與支持，家屬需要大家的陪伴與鼓勵，各共照中心和服務據點的專業人員站在第一線陪伴被照顧者以及照顧者，但中心和據點的夥伴也需要陪伴，那麼就由長期照顧中心來擔任這個角色，希望在我們的陪伴與支持下，能讓在地的長期照顧環境日漸完善，一起共創安居與安老的安心生活。

專家序

長照路上沒有標準答案 真誠包容是最佳解答

陳乃菁　高雄長庚紀念醫院神經內科系智能與老化中心／主任

本來只是在醫學中心內單純上下班的我，因為承接失智照護計畫而進入社區，跌跌撞撞的經驗不少，但也因此有機會站在第一線，看見政府政策的規畫方向以及從不停止的滾動式修正。我體會到政府計畫推行的艱難和承辦單位的苦衷，自中央部會起要歷經各級民意代表質詢或地方單位的因地制宜，每項計畫要切實核銷，還要在結案時呈現符合指標的漂亮數字。

壓力層層而下，最終落到進入社區、與民眾第一線接觸的長照單位夥伴們的肩頭上，是以這些年來我亦見到第一線人員的付出與成長，多少人在初始連「失智症」都說不清楚，而後因每日在照護現場處理突發狀況而長成，直到今天已能完整說明病症和照護方法。

一路上，我見到滿滿的熱情與堅持不懈的學習精神，他們對健全社區長照服務環境的付出不是三言兩語即可說完：計畫經費的不充裕已是必然的前提，還有處理不完的行政工作，不少是要求是一天內就要回覆，表面上既定的規範卻可能出現昨是今非的急轉彎，於此同時，失智、失能長輩們以及無助家屬的需求只有更多不曾減少。見到夥伴們付出的關愛和照護能量，我滿心敬佩，正因有他們在第一線以專業和愛當支撐，多少家庭才能不崩解、社會安全網方能有實現的可能。

在新冠病毒帶走無數生命的一〇九年，我們有了這本呈現第一線真實照護現場的好書，期望帶領大家看見長照的精神並從中傳遞專業知識。我們亦以這本書紀念賴韋安醫師；賴醫師為台灣失智症整合照護暨教育發展協會會員，長年來投身偏鄉醫療和安寧療護，更對失智照護提供獨特的觀點。意外帶走賴韋安醫師與先生黃彥傑醫師和孩子們，但她所傳遞的不負今生、珍惜當下的精神永遠在我們心中。

而這正是長照工作的重要基礎之一：身為照護者的我們不時面臨經費不足但工作龐雜的壓力，可是我們還在這裡，一路來的堅持是因為我們知道照護路上獲得的無形資產就是人生。願每位長照人都懂得人生百味，願我們都能體會生命交會時產生的豐美富足，讓我們且行且珍惜。

序
以人為本的照護

吳明恭　台灣失智症整合照護暨教育發展協會／理事長

台灣失智症整合照護暨教育發展協會，是由一群對長期照護懷抱熱忱的有心人共同成立。協會的名稱很長，但想做的事情很單純：我們要集眾人之力，用以培育長照人才、進行長照相關之創新與嘗試。

我們在一〇八年失智症月進行第一次公益出版計畫，所推出的是由高雄長庚神經內科系陳乃菁醫師將看診過程中所見故事集合成冊的好書《因為愛，所以看見：從失智到高齡退化照護，學習以勇氣面對》。這本書的出版除能幫助失智症患者與照顧者以更淺顯易懂的方式了解失智症外，更在眾人的支持下迅速再版，為我們提供了規畫新計畫的基礎經費和更多敢於夢想的勇氣，因此在一〇九年失智症月前夕，我們再度推出以長期照護為主題的公益出版計畫，期望能將這條路走得更遠、更長久。

您手上這本書就是我們集眾人之力一同努力後的美好成果。

本書在新冠病毒疫情緊張時啟動，共同參與的夥伴都來自高雄地區第一線長照現場，他們的單位橫跨失智社區據點、居家護理所、醫療單位等；他們的身分包括社工、護理師、家庭照顧者、資深照護人員、跨領域照護新力軍等等；為加深對照護主題的理解，本書特別邀請專家團隊就書中九篇故事做進一步的回應，他們的職別包括醫師、個管師、心理師、職能治療師等等。背景多元，但理念一致：期望透過述說親身經歷的故事，帶領大家進入長照現場，看見長期照護的真實面貌，也幫助照顧者學習長期照護的精神和方法。

本書的創作者與發生地點均位於高雄，我們衷心期盼能間接帶領大家看見位在台灣南部熱情海洋都市中的照護力量。在這裡，不少中生代兒女為謀生計打拚而需遠漂外縣市，唯有老父老母留守家鄉，許多時候陪伴他們、給予最即時協助的就是資源或稍有不足、但熱忱總是飽滿的第一線長照夥伴們。他們看見了什麼？他們如何照顧有需要的民眾與家庭？一路來有哪些錯失與獲得？社會大眾又能從他們的經驗中學會哪些寶貴的照護知識？這些問題的答案就是本書的最大價值。

因此，這本書可說是奠基於對高雄這個海洋城市的情義，群策群力下出版的給高雄的情書。這本書也是一本在社會全體高齡化下，預見照護壓力沉重、因而幫助大家向第一線專家學習的經驗分享之書。我們感謝所有參與單位與夥伴在緊張疫情、與繁瑣工作下依然勉力完成，特別感謝支持前一年度公益出版計畫的陳乃菁醫師再次參與，將她在網路上發表的熱門文章提供本書收錄。

我們更感謝高雄市政府衛生局長期照顧中心李素華主任為本書寫序，長期照顧中心是所有長照單位的好夥伴，我們在此向政府單位表達最真誠的感謝。本書內容均為長照夥伴在長照現場的真人實事歷程，為顧及個人隱私而做少許必要性的修改。

本書也收錄了長輩們在高雄失智據點內的作品，圖像的收錄除期望幫助大家看見被照顧者們即使年邁或疾病纏身，但只要用心就能找回生命力，更大的意義是希望所有人都能謹記：被照顧者是長期照護的核心，在這條路上，無論風雨或暖陽，我們都是一起互相扶持往前走的。

本書所有創作者和專家回應都以無償方式參與，參與單位更需進一步提供經費幫助本計畫以眾籌方式來實現，這個過程中歷經太多的辛苦與更多的無私精神，我謹代表主導本次公益計畫的台灣失智症整合照護暨教育發展協會，對所有參與者致上最誠摯的感謝。本次計畫亦秉持長年來的原則：任何獲益所得將全數投注於提升長照人才與協助長照領域發展之所需。期望我們都能以善養善、推己及人，懷抱共創、共享與共好的精神，幫助在這片土地上需要被照顧的人。

1.

失智親人抓糞塗牆？第一線醫師告訴你怎麼面對

陳乃菁　高雄長庚紀念醫院神經內科系智能與老化中心／主任

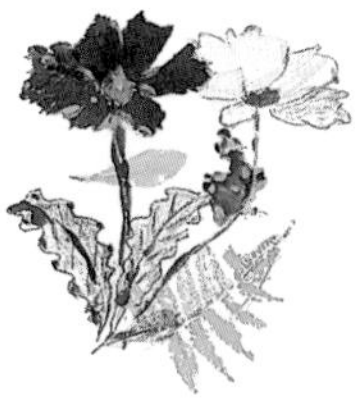

長輩共同創作

我長期接觸失智症患者與家屬，這幾年經驗累積下來，感覺人生忙碌事情百百種，但每日最基本就是吃喝拉撒睡。這些看來再平常不過的小事，放在我的失智患者身上，卻往往成為難以處理的大事，讓照顧他們的家屬傷透腦筋，日前就有幾位家屬為了失智患者解便的問題來找我商量。

第一位是趙先生，他知道母親的失智已走到中重度的階段，仍然忍不住抱怨母親解便完後總不願把糞便沖下馬桶，甚至會順手拿起糞便，讓他必須跟母親爭搶糞便。我細問趙奶奶解便的過程，發現她不是不習慣，也不是不會用沖水馬桶，她用一種分享祕密的神情告訴我：她是在生孩子。

原來如此啊！我恍然明白這正是古早時生孩子的姿勢，在她的生命歷程中，「生孩子」這件事對她來說必然是相當重要，以至於即使她現在已是失智患者也無法輕易忘懷。

無論原因是否正如我的推測，但我們至少有個嘗試解決的方向，所以我建議趙先生這樣做：

「下次媽媽解便完，不要再急著跟她搶大便，也不要責罵她，就順著她的話講，安慰她生完孩子辛苦了，請她到一旁去休息，等你把新生兒清洗好再抱給她看。」

趙先生不但照做還舉一反三，他在廁所準備一個小玩偶，一看母親解便完就順手把玩偶遞給她，告訴她這就是剛生下來的新生兒，母親會抱著到旁邊哄騙，剛好方便趙先生收拾廁所。如此一來，患者安心，照顧者也輕鬆多了。

另一個因母親解便問題而來的是錢先生，他帶著母親走入診間就不好意思的為臭味向我道歉，原來錢奶奶手提包中是一包包乾掉的大便，怎麼都不肯讓家人拿去丟掉。奶奶帶著慎重的神情說：

「醫生，我跟你說，這是不好的東西，都是小鬼，我要看好，千萬不可以讓鬼跑掉了。」

「這樣啊！」我對奶奶表示理解，一轉頭就建議錢先生去拿一張符貼在垃圾桶上，下回再看見患者把大便包好就跟她說：

「這張符咒可是我專程去請回來的喔，你把小鬼放這個桶子裡面，小鬼就不會跑出來了。」

很幸運的這些方法都奏效了，困擾家屬許久的問題能被解決，家屬可以暫時安穩一陣子，直到患者病程往下進展，可能到大小便無法自己來的程度，也可能還保有行動能力，因此再有新的問題行為發生，若果如此，屆時我們再來想新的辦法應對。

我的另一名患者黃爺爺就是認知能力更加退化的例子，他出現的行為也是大家對失智患者常有的誤解：誤認患者會愛玩自己的排泄物，還會隨意塗抹造成環境的髒亂，往往把照顧者嚇得驚慌失措。但在我看來，這樣的故事其實可以換個角度來討論，就讓我從我與黃爺爺的兒子間的對話開始說起吧。

黃先生因為老父親罹患失智症，在我的診間出入好一段時日了，那天又到了回診日期，他一看到我就憂心忡忡地說：

「爸爸的狀況又退步了，他最近大便都不使用馬桶，而是直接褲子脫了、拉在地上，結束後卻彷彿這件事根本沒發生過，更像是看不見地上的糞便，站起來後就直接踩過大便到處走動，於是滿地都是沾上大便的腳印，我父親還會直接踩到床上，靜靜的翹腳看著門口，再用他的手抹起腳上的大便就往床頭的牆壁上開始塗鴉。」我訝異他怎麼這麼清楚整個過程，黃先生苦笑著為我說明：

「陳醫師啊，我爸爸生病後，我就裝了家用監視器來錄影，起初是為了確保他的安全，沒想到意外拍到這件事，我才能描述得這樣清楚啊。」

於是我問仔細看過錄影內容的黃先生：「你爸爸沒使用馬桶，但是還會走到接近廁所的地方嗎？」

他想了一下回答：「有喔，他有走到廁所的門口。」

我暗自思量：所以，他其實是知道要去廁所的，那麼拉在地上是不是單純時間來不及的問題？於是我問黃先生：

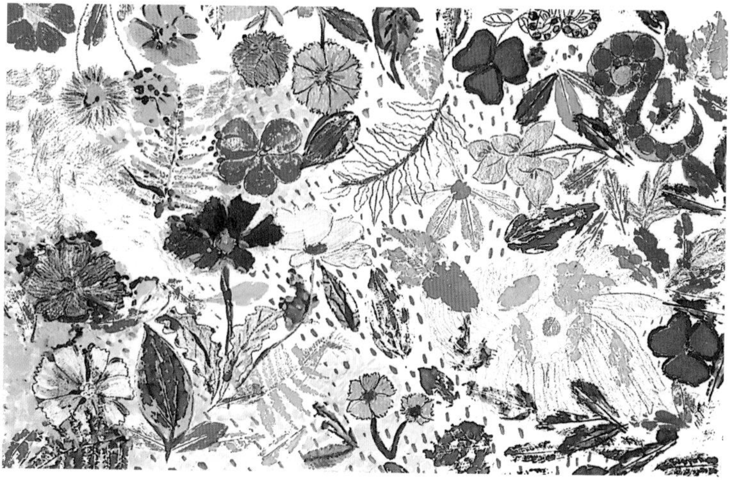

失智據點長輩共同創作

「你觀察爸爸的糞便狀況，看起來是不是像腹瀉那樣稀釋、而不是固體的樣子？」

黃先生點點頭後補充：「這樣說來，他也不是每天都把大便拉在地上，或許拉在地上的時候，真的是因為腹瀉而來不及了。」

我安慰他：「可能是喔，我那上小學的兒子也曾經發生過來不及上廁所就拉在褲子上的意外，還打電話來要求我帶衣服去學校給他換呢！你父親罹患失智症，行為上像小孩子，所以發生這種狀況也是難免的。」

黃先生表情看來放鬆了一點，於是我們接著討論弄髒環境的問題。我問：「你爸爸現在還能分辨液體和固體嗎？比如解尿後會出現液體、大便的形狀是固體的或者是軟泥狀的。還是說，現在的他看到排泄物都已經無法分辨，頂多只是覺得家裡地板骯髒了點呢？」

黃先生愣住了，瞪大眼睛說：「我沒有想過這個問題！」

他停頓了一下，自言自語般的說：「如果是這樣，那的確是有可能一腳踩過去的。」

我繼續引導他想像：「如果你包著尿布，裡面又有大便，感覺黏黏的，你會不會想用手去抓？」

黃先生回答：「可能會喔。」

於是我說：「所以囉，你爸爸也是這樣的，他或許無法理解自己已經解便了，但身體還是有感覺，覺得屁股或腳上不舒服，很自然就會伸手去抓，抓完了，身體舒服了，這下換手上感覺沾黏了東西，那麼抹在身邊的牆壁上不正是最順手的嗎？這一連串動作就是動物本能的表現啊！」

我再度提醒黃先生他的父親已是失智症中度的患者，這樣的行為並沒有辦法靠吃一顆藥丸就解決，而是要透過照顧方式來處理，更何況家屬看來的問題行為，換個方向來從患者的角度想就合乎邏輯了。

其實失智照護的核心精神不脫「將心比心」四個字。想想年幼孩童有時玩瘋了、忘記去廁所，等到不得不往廁所衝時，很可能在半路上就忍不住尿出來或者將大便拉在褲子上，而今類似的狀況也在失智症患者身上發生，因為失智在某種程度上來說就是一個返老還童的過程。

我知道照顧者們都辛苦了，但也希望照顧者們理解失智症並不是能用藥物來解決問題的疾病，相反的，我們要倚靠對患者當下身處的情境和思考方式的了解，才能提出更適切的照顧方式來減少問題行為的發生。

照顧失智患者沒有一套劇本走天下的方法，只能且戰且走、臨機應變，這也是家屬在照顧上頗多困擾的原因之一，但在上面所說兩位阿嬤的案例上，我希望家屬能看見患者不是故意製造麻煩，如果我們看懂她們的「問題」，我們就知道如何應對，甚至我們可以多想一下這兩位老媽媽心中對家人的愛，她們的行為不也是愛著家人的一種表現嗎？

進一步說，眼前的失智患者可能已被尊稱為阿公或阿嬤，但他們也曾是養兒育女的年輕父母親，我們都是從牙牙學語階段受父母照護長成，曾經我們也不懂得如何控制排泄，多少次尿床和便溺在身上，是父母親不嫌髒臭親手為年幼的我們洗滌。今天父母親老了，失去自我控制的能力，我們難道不能懷抱當年他們愛護我們那樣的心情，以回饋的姿態來照護年老的他們嗎？

也讓我們更進一步提醒自己：每個人將來都有罹患失智症的可能，若果如此，那時即使我們身為患者，也定然期望著旁人將我們視為一個完整的人來照顧吧！所以讓我們在照顧失智患者時能多一點包容，莫忘了患者既生而為人，便會擁有生物本能，所以我們要順著生物本能行為來做出反應，在這樣的理解和包容之上，我們一定能提供更妥適的失智照護。

2.

為愛演戲 相伴共老

葉秋梅
明山慈安居老人養護中心／社工

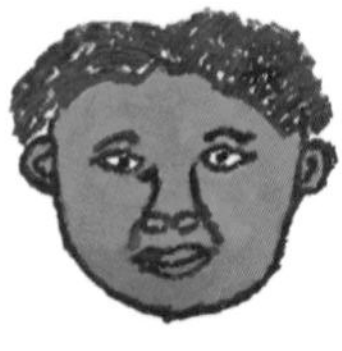

蘇清龍 阿公

那天是大年初四，還在新年假期中，可是我依然一大早就抵達工作地點，展開值班的行程。本想是在假期中，應該是清閒的工作步調，意外的是打卡後沒多久就有同事告訴我說有電話來，指名找我要詢問明山慈安居老人養護中心承辦的失智據點的相關服務。電話那頭是陳先生：

「你好，我是從1966長照專線那邊的人員得知你們有失智據點服務。我的父親是輕度失智患者，今年70歲了，不知道他是不是可以到慈安居的據點和大家一起上課呢？」

「可以的！」我馬上回答，「但是目前還是年假期間，我們等假期後再請您父親來據點看看好嗎？」

電話那頭的陳先生開心得不停說謝謝，也的確假期一結束就讓他的父親來到慈安居失智據點。陪同陳伯伯前來的是他的太太，我們稱她陳媽媽。陳伯伯初來乍到，在陌生的環境自然會感覺到不安，頻頻的要求要上廁所、想回家，他坐不住、情緒焦躁，只能由陳媽媽陪坐著來幫助他平靜一點。

接下來幾天，陳伯伯還是在陳媽媽的陪伴下來到我們的據點一起上課，但他的焦慮狀況依然沒有改善，反而更加明顯，好幾次強拉著陳媽媽的手就想離開，即使陳媽媽好言相勸，陳伯伯都聽不進去，反倒越來越凶，會氣到拍桌子大喊：「我要回家！」大聲吆喝讓據點的其他長輩都受到驚嚇，據點內的古阿姨就曾被嚇到拍拍胸口說：

「驚似人了，阮尪嚨嘛嘸遐呢派！」（嚇死人了，我先生都沒這麼凶呢！）

我們知道這樣下去不行，於是先由社工委婉的找陳媽媽談談，告訴她就我們的觀察，陳伯伯很明顯的依賴陳媽媽，或許這也是造成他對新環境適應不良的原因之一。

「陳媽媽，您可不可以相信我們據點工作人員的專業呢？」社工問陳媽媽，「我們一起演一場戲來增加陳伯伯的獨立、減少對您的依賴，好不好？」

陳媽媽同意了，於是我們找機會巧妙演出一場情境戲，找藉口讓陳媽媽離開據點。見到太太離開，陳伯伯一時反應不及，帶著錯愕的神情看著陳媽媽離去，但他倒是不吵不鬧，安靜地坐下來。過了不久，陳伯伯持續要求上廁所，焦躁神情又回來了，還好我們早有準備，安排了三位工作人員專門陪伴身旁，阻止他往外衝、更是不停地找他講話、邀請他參加活動，不停轉移他的注意力，讓他忘了想回家的衝動。同時，陳伯伯終於理解到身旁的人不再總是順著他任性而為，也就開始轉念跟隨我們的工作人員回到座位上，參與一天的活動。

透過這種方式，陳伯伯漸漸適應據點的環境，不需要隨時跟在身旁的陳媽媽開始能在一天中享受一點專屬於自己的時間。據點內所有的工作人員都發揮了極大的耐性，包容陳伯伯不停想上廁所的要求，還好這只是他內心不安的行為表現，隨著時間的過去，他提出要求的次數明顯減少了。陳伯伯開始能在教室內好好坐著，與長輩們的互動也變多了，讓大家安心不少。

陳伯伯在據點中安頓下來了，獲得喘息機會的陳媽媽想拉長他待在據點的時間，於是詢問我們：是不是能讓陳伯伯從來據點半天、改為一整個白天都在據點活動？我們同意試試看，只是大家都沒想到，轉為接受整天服務模式的陳伯伯給了我們另一個挑戰。

事情是這樣的，從上午到下午都在據點活動的陳伯伯需要在據點內吃午餐，午飯後就是所有長輩的午睡時間，能稍微睡一下，對失智長輩來說是重要的安排，對身心狀態的穩定有很大的幫助。陳伯伯不是不想午睡，但他的午睡習慣是要同時聽著兩台收音機的聲音才能入睡。

發現陳伯伯這個獨特習性的我，第一時間愣了一下，但馬上在心底為自己打氣：過去陳伯伯給我的諸多挑戰都能克服了，這次我也一定可以找到辦法的！我用這樣的態度鼓勵據點的同仁，提醒大家不要操之過急，一定要循序漸進的一步一步來，才能得到陳伯伯的信賴。

於是我們一起坐下來集思廣益，最後決定由社工先委婉的請陳伯伯把收音機的聲量調低，此舉獲得陳伯伯的同意。接下來我們特地把陳伯伯午睡的床位拉遠一點，和其他長輩的床隔出明顯的距離，再次降低收音機聲音對其他長輩午睡的干擾。

又過了幾天，我們看陳伯伯的狀況還可以，這才進一步做新的嘗試：我們私下與陳媽媽商量，請她在出門前就偷偷藏起一台收音機，讓陳伯伯只能帶一台來到據點。可惜這樣的方式反倒讓陳伯伯對陳媽媽生氣了，於是我們轉了個方向，改採善意的謊言來試試看。

「陳伯伯啊，你知道嗎？同時開兩台收音機對身體不好喔！」我們一臉正經地這樣說。「兩台同時開會讓你變重聽啊、你兒子以後要幫你買助聽器了，再說電磁波那麼強會引起環保局開罰喔。」

陳伯伯雖然半信半疑，但把我們的話聽進去了，特別是「政府要罰款」這件事對老人家來說更是嚴重，於是他馬上把收音機收起來。當天他與陳媽媽要離開據點前，我特地再叮嚀陳伯伯一次：「不可以再帶來喔，環保局會罰你錢的。」接下來幾天他就只帶一台收音機來到據點了。當然，陳伯伯的記憶力沒那麼好，還是有幾天他堅持同時把兩台都帶來，但我們就是重複這個過程，慢慢的，陳伯伯習慣了只帶一台收音機來據點，自然大大減少了午睡時的聲音干擾。

太棒了！但若是能把另一台收音機也留在家中，那有多好呢？據點的夥伴們開始這樣期望著。

於是我們再度找陳媽媽商量，請她偷偷的把電池拿掉，沒了電池，收音機當然無法運作。當午休時陳伯伯發現收音機「啞了」一臉疑惑，我們馬上告訴他：「因為據點這邊環境空曠，收訊不良啦。」大家異口同聲地說了好幾次，花了一段時間，陳伯伯從半信半疑、到終於信服收訊不良的說法，也就很自然的養成了午睡時不需要聽著收音機入睡的習慣。

用愛上演的人生好戲

我們很慶幸家屬願意相信據點的專業，一起配合演出，這可是基於愛才上演的好戲喔！說起來，演戲向來就是在照顧失智患者時最有用的方法之一，演戲不是惡意的說謊，而是為了轉移失智長輩的注意力而做的適時引導。主要的技巧是要團體合作，除了主要照顧者本身，許多時候還要聯合家屬、親戚、左鄰右舍、甚至醫師等專業人士一起來配合，大家都是基於對失智者的愛護，明白因為認知功能退化。很多時候，失智者不是故意和家屬唱反調，而是他已經無法用一般人的思考方式來正確理解生活中的事物安排以及人際間的互動方式，此時照顧者千萬不要硬碰硬的說：「聽我的就對了！」失智患者或許已經無法理解話語中的邏輯和內容，但對於話語中的語氣和情緒還是很敏感，他會感覺到「這個人不喜歡我、對我口氣不好」，驚恐之下，反倒讓失智患者更不願意配合，加重照顧的負擔。

因此，我常勸家屬們參考一下據點中大家一起來演戲的照顧方式，把自己當成導

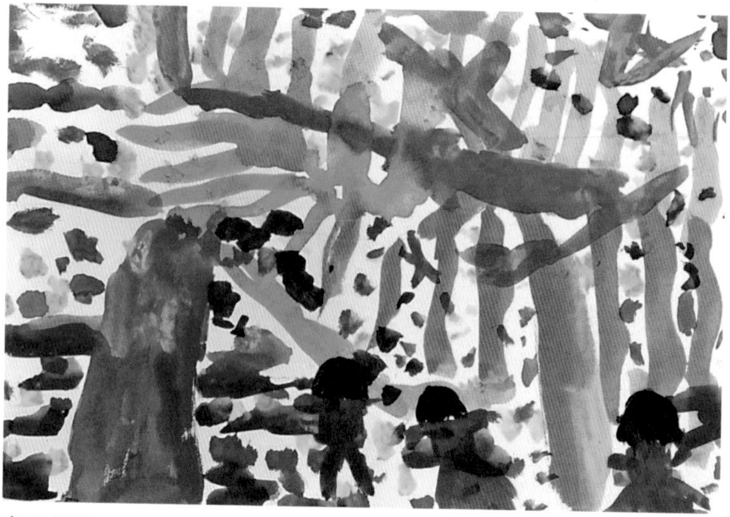

李玉 阿嬤

演，把家當成舞台，安排好陸續上場的配角，而失智長輩當然就是本齣戲劇的主角。例如，當長輩脾氣上來不想洗澡，但他剛好是一位信仰虔誠的長輩，於是與其硬推著他進浴室，不如好聲好氣告訴他：「明天全家要出去廟裡面走走，你要洗個澡才好去廟裡。」此時再搭配上他偏愛的家人大力勸說，或許是孫子撒嬌似的要求爺爺洗個澡，那麼長輩就會心一軟願意洗澡囉！至於隔天起床是否真的要出門拜訪廟宇，那就看家屬的安排，更大的可能是失智長輩自己睡一覺起來根本忘了這件事了呢！

社會上常說「老人孩子性」，長輩（特別是失智長輩）有時候固執起來真的就是個老小孩，所以聰明照顧者，就知道要順著他的毛摸。特別是在照顧失智長輩時，每天都在換戲碼，可能是大到醫護人員要配合的看病大戲，也或許是小到只要好好說、就能讓長輩接受的幾分鐘短劇，但其中的精神都是相同的，首先是我們都是基於善意，再來是大家不要求一次到位，最好的方式是分階段進行，例如我們想改變陳伯伯，就是每天嘗試，只要一天中能做到一點點的改變就好了。

同時，我們說話的方式很重要，對失智症患者來說，要接受複雜的訊息是很辛苦的，所以我們最好不要一次給太多的資訊，最好是一個一個講、慢慢清楚說明，讓老人家逐步的理解和接受。若是要請他們做出選擇時，最好的方式是將十幾、二十個選項事先濃縮或刪減為二、三個，再請他們選擇。

比如，家族要聚餐了，我們想尊重長輩的意見，問「你想去哪裡吃飯」可能就不是個好方法，因為會讓長輩想不出地點、或者在好幾個地點的評估上不知所措，所以換個方式說更好：「我們討論過了價位、交通方式後，百貨公司裡面那家和我們家巷口這間都很適合，您喜歡去哪一家？」

而這樣的技巧，是建立在對長輩喜好和習性的了解上。因為要順著長輩的脾氣來對話，我們當然在展開對話前就要知道長輩喜歡什麼、討厭什麼、最重視什麼、過往生命的歷程又發生了那些事情。諸如此類的資訊對照顧者很重要，知道得越清楚，就越能在關鍵時刻拿出來使用。例如，在照顧陳伯伯的過程中，我們透過與家屬大量對話，知道他最重視他的兒子、最喜歡存錢，所以一聽「政府要罰款」和「要買助聽器」，他腦中就聯想到「會給兒子帶來麻煩、還要花錢」，就會願意配合改變了。

所謂「人生如戲、戲如人生」，這句話放在失智照顧上正好！當我們運用這個方式後，照顧陳伯伯的工作就變得輕鬆多了。現在每當看到陳伯伯安心午睡的臉龐，我總會想到這一路來大家協助他適應據點的歷程，這一路上想方設法、集思廣益，仰賴的是家屬對我們的信賴，更是全體工作同仁的同心協力。我們的努力有了成果，因為透過失智據點的活動安排，陳伯伯的身心狀態有明顯的改善，他的生活作息安穩，陳媽媽自然也能獲得喘息的機會，而家中兩老都能好好過每一天，忙碌於工作中的陳先生才能為事業打拚。想起陳先生最初打來的那通電話中傳達出的焦慮語氣，再對比現今陳伯伯和陳媽媽兩老的生活狀態，我想我可以挺起胸膛向陳先生說：慈安居失智據點沒有辜負你的期待喔！

聽聽專家怎麼說

鍾佩容 國軍退除役官兵輔導委員會岡山榮譽國民之家失智專區／堂長

岡山榮家成立於民國四十八年，自民國八十四年即成立「怡園」失智專區，專責照顧失智榮民，民國一〇〇年為改善居住空間、提升照護品質，建置了現在的「忘我」園區。我在榮家從事護理工作20年，目前兼任失智專區堂長，深知失智照顧是一條漫漫長路，每一個家庭在把家人送到據點或是機構前，一定都已經歷經了一段時間的照顧辛酸，然後又在幾番掙扎與不得已的情況下，忐忑不安地把長輩送到據點或機構；一個令人滿意的照顧團隊，建立在家屬的「信任」上；一個能使家屬信任的團隊，貴在「同理」，照顧者必須要了解患者與家庭的生命歷程，才能夠同理；

家屬則必須放手、信任照顧團隊，才能讓彼此得到身心安頓。

失智樣貌百百種，在這個故事裡，我們可以看見社工與團隊的用心，深入了解長輩的習性與好惡，才能想方設法地讓長輩安頓下來，失智患者的心智經常像個幼稚園的孩子，照顧者若能理解這一點，對失智患者的種種言行舉止應該更能釋懷，想想當年自己是如何拉拔著孩子長大的？如何建立孩子的秩序感？如何教導孩子自我照顧？如果自己教不好，是不是考慮送到幼兒園讓老師教？而專業的失智照顧團隊就像幼兒園的老師，總是知道老孩子的脾氣和想法，知道用什麼方法讓他們適應新的環境和生活，十八般武藝，一定能找到一個適用的；演戲是一個好方法，就像父母會事先溝通好，但要記住：不能說謊騙他們，失智患者也許短期記憶不好，可能下一秒鐘就會忘記，但若同樣的戲碼一直重複上演，一次次的失望後，可能會產生不信任感，焦慮的情緒會引發更多失控的行為，要再重新建立關係就會更艱難了。

沒有親身照顧過失智患者，是無法想像那種壓力與心力交瘁。可能有許多家屬認為將失智家人交給別人照顧是罪惡的，就像把自己的孩子送給別人照顧一般，但照顧者若無法放下心中的罪惡感和焦慮，自己則可能會面臨崩潰，然後，悲劇就發生了。此時，尋求支援與協助是非常重要的，隨著長照體系的逐漸完整，社會資源相對豐富，社區裡有日照中心、長青中心、失智據點等可以日托，像送孩子上幼稚園一樣，照顧者可以利用這些時間專注在自己身上，可以好好工作、好好休息。我經常說：失智專業團隊照顧的不是一個失智長輩而已，而是一個家庭，乃至於整個社會，在這個失智人口暴增的年代，家屬與專業團隊能夠各司其職，相互支持與信任，肯定是安定國家的重要基石。

3.

照護長路不孤單
以人為本重視身心安全

張聖慈　善逸居家護理所／個案管理師

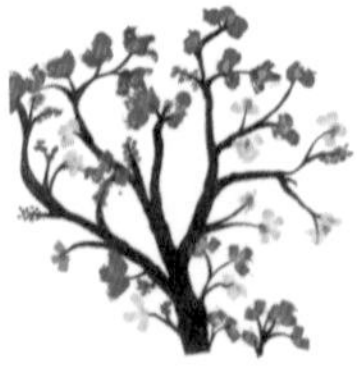

宋金枝 阿嬤

我在善逸居家護理所擔任個案管理師，幫助長照人員解決長輩和家屬在照顧上的問題是我的工作目標之一。那天，一位居家督導員前來求助，她說蔡家是目前接受長照服務的家庭，蔡家清寒貧困，近來在居家環境上出現了問題，急需援手。我立刻約好隔天直接到蔡家拜訪，當面討論以釐清問題。

在這個家庭中，接受長照服務的人是小蔡，二十多歲的他罹患腦性痲痺，蔡媽媽自他出生就一手照顧到今天，但蔡媽媽不只要承擔小蔡一人的照顧工作，她的二兒子、也就是小蔡的弟弟自小就有智能發展上的問題，現在婆婆又已超過九十高齡，都是需要人照顧的時候。更讓蔡媽媽煩心的是，這個家中的經濟主要還是要依靠她在市場賣菜及打零工來支撐，因為她的先生長久來不務正業、絲毫不管家中的經濟壓力和照顧問題。

多年下來，蔡媽媽快被壓垮了，曾自暴自棄到說要帶著孩子一起去死，即使後來引進了長照服務，蔡媽媽承受的壓力還是非常沉重，所以每位知道蔡家狀況的長照夥伴，無不積極想方設法、希望能多提供一點幫忙。秉持這樣的心意，我在居家督導員的陪伴下抵達蔡家，一進門就看見年邁的蔡阿嬤正在廚房內一口接一口餵坐在輪椅上的小蔡吃晚飯，我們說明這回來是因為知道他們家的馬桶壞了，四溢出的排泄物造成家中很大的困擾，所以我們來看看是不是能乘機做更多的變動。

不久後，結束市場工作的蔡媽媽急忙趕回家，她一開口就說目前家裡真的擠不出錢來做修繕，只能任由大小便溢出來、屋內瀰漫異味，此外廚房流理臺的水管早就破了，煮食三餐時，地板上都是水，讓人擔心老人家因此跌倒，更糟的是這個家沒有熱水器，每天都需要先用瓦斯爐煮上一大鍋熱水、吃力的搬動到浴室後才能洗澡。

蔡媽媽滿臉愁苦拉著我們的手，告訴我們她在三十幾年前從泰國嫁來台灣，從沒過上好日子，獨自一人承擔起蔡家這個似乎看不見盡頭的照顧重擔，蠟燭多頭燒，多年來即使三不五時獲得些許援助，她還是心力交瘁到有時也想要放下一切離開，但想到家中這兩個孩子就捨不得，其實她很想念遠在泰國的家人，卻不敢與娘家聯絡，怕家人知道真實狀況後會掛慮這個遠嫁的女兒過得不好。

看見蔡家的狀況，我也忍不住心酸，趕緊告訴蔡媽媽我們一起來一步一步解決。我剛好知道衡山基金會能提供這方面的協助，他們向善心民眾募資、協助貧困家庭改善居家環境，於是在獲得蔡媽媽的同意後，我們積極與衡山基金會聯繫，很快的基金會團隊和我與督導員一起在蔡家碰面，正好遇上居家服務人員來為小蔡提供長照服務。

現場有居服員的加入，我們的討論更能抓到重點。居服員把他在長年服務中所觀察到的狀況提出來討論，其中就以浴室的問題最讓人頭痛。現下馬桶破損、家人必須在浴室地板上排泄後再用水沖洗，浴室更是狹小、不便使用，光浴缸就佔滿了半間浴室，但對肢體行動不便的小蔡來說，他根本無法使用浴缸，因此長年下來，居服員只能讓小蔡坐在地板上洗澡，對小蔡和居服員來說都是體力上沉重的負擔，就更不要說蔡家沒有熱水器可用這件事了。

居服員的描述讓大家大吃一驚，我特別擔心在這個過程中居服員和小蔡所面臨的危險，因為整個洗澡過程需要靠居服員人力來搬動小蔡，若一不小心因重心不穩而滑倒，就會為兩人帶來重大的傷害。對居服員長時間承擔這樣辛苦的工作，我很心疼也很佩服，決心這樣的狀況不能再繼續下去。於是當天我們一行人花時間在蔡家仔細地勘查與討論，決定將一樓斑駁的牆面、會外漏的舊式電線、以及阻擋光線進入的不安全的環境都換掉，此外更要將浴缸打掉、把浴室空間加大，讓居服員能改用輔具協助小蔡進出浴室。

接下來我們遭遇到意料之外的問題，因為即使衡山基金會已同意提供經濟上的協助，但相關文件還是需要家屬親自去辦理。蔡媽媽本是泰國籍，在閱讀和書寫中文上有困難，一聽到要跑申請流程更是手足無措。可是總不能因此就放棄了，於是我們建議改由蔡媽媽的先生出面辦理，畢竟這個家不是蔡媽媽一個人的，或許這也是一個讓蔡爸爸一起參與、擔起家庭責任的機會。

蔡媽媽一聽，就搖頭說不可能，但我們不願意沒嘗試就放棄，於是帶著十足的耐心與堅持，不間斷地勸說蔡爸爸，終於推動他一步一步的進行，連居家改造團隊到蔡家動工時，都毫不鬆懈的提醒蔡爸爸，要守在家裡提供協助。這些努力，是為了提升這個家庭的凝聚力，也希望讓蔡媽媽知道，她不是只有自己一個人，日子雖苦，總還有我們長照團隊陪在身旁。

幾個月後，蔡家的改造工作順利完成，恰好趕在過年前，蔡家在舒適安全的環境中迎接嶄新一年的開始。後來我有幾回在辦公室中巧遇為蔡家服務的居服員，他開心的表示，自從環境改善後，協助小蔡洗澡的工作變得輕鬆又安全，蔡家的氣氛也不同了，大家臉上的表情都明亮不少，好幾回見到蔡媽媽久違的笑容。聽到這樣的描述，我的心頭暖暖的，感覺能透過長照團隊為有需要的家庭提供協助，真是太好了！我們改變的是水泥磚牆，但透過環境的改善，我們真正改變的是對生命的照顧。

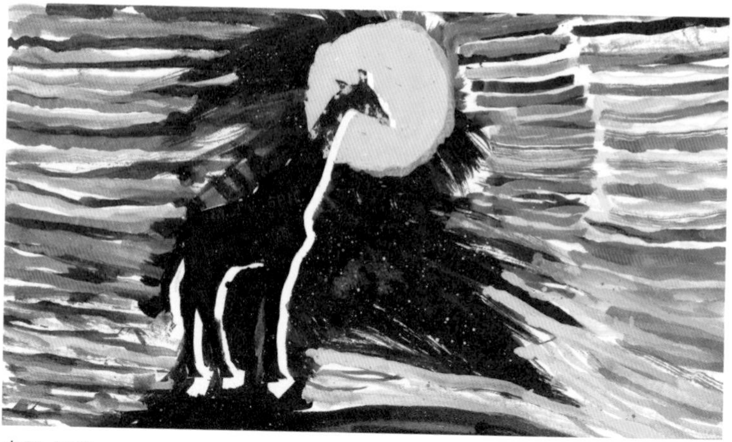

李玉 阿嬤

長期照護服務的核心：照顧生命

說起來，「照顧生命」四字正是我心中所認定的長期照護服務的核心。我相信在這個場域裡，我們是為「人」提供服務，所以我們要看見「人」，而不是看見「病」；我們要發掘「人的需要」，而不只是「人的缺陷」。正因為人是長照領域關鍵，我們要記得每一個照護現場都有被照顧者，但也有照顧者，不論是家屬或者居家服務員等長照工作者，對照護領域來說都很重要，唯有照顧者好，被照顧者才會好。就以蔡家來說，居家服務員若是每次都要在不安全的環境中工作，萬一受傷了，居家服務員就無法繼續為蔡家提供服務，還會連帶影響其他接受他服務的家庭。居服員本身薪資收入減少，家計上遇到困難，或許很快的就轉移到其他工作領域，這就是長照領域人才的折損。

更嚴重的狀況是吃力沉重、不安全的工作會影響照護品質，甚至造成被照顧者受傷。為了把人照顧好，我們要盡量讓照顧者和被照顧者雙方都生活在安全舒適的環境中。這一點，不見得需要花大錢才可達成。以最基本的居家照護來說，光線充足是首要任務，我們可以先從改善室內照明著手，電燈老舊就換新的、亮度不夠就多增加幾盞，打開窗戶是為了引進光線，也能改善室內的通風狀況。

看清楚室內環境後，我們就能將地面打掃乾淨，目的之一是為了營造出一個能安全走動的室內空間，這一點對照顧長輩的家庭來說更是重要。因為我們要鼓勵年長者多站、多走，避免長時間躺臥，就如俗語所說的「活動、活動、要活就要動」，那麼創造出一個能輕鬆走、安心走的環境，才能讓長輩願意多活動。

要增加被照顧者的活動便利性，我們還能依靠輔具提供幫助，隨著社會高齡化現象的加劇，市面上有越來越多的輔具可供挑選，政府單位亦提供輔具購買的補助，同時各縣市也有輔具中心，家屬們可以先向其尋求專業上的諮詢。而在居家環境與設備等硬體之外，更有效的方法其實還是要回到被照顧者身上，如果被照顧者身體機能條件在專家評估下是可行的，那就應該仰仗諸如職能治療師等專業人士的指導；若是不方便走出家門，家屬可以申請居家職能治療服務，由職能治療師到家中帶領患者做活動。

說起來，這一切的努力，都是為了讓被照顧者過得更好。長照路或許艱辛難行，但我們也不需要陷入自苦的困境，聰明照顧才能讓這條路走得更長遠，而聰明照顧的第一步就是不要只把照護重擔放在一個人的肩膀上，沒有人能夠獨撐著而不垮掉的。現在政府提供許多照護管道，有需要的民眾可以透過這些管道尋求援助的力量，就讓我們一起點連成線、線再連成面，以團隊力量共同編織起一張社會安全網絡吧，期望我們都能生活在安心、安全、不孤單、無懼怕的社會。

聽聽專家怎麼說

謝彥緯 社團法人高雄市樂齡關懷協會／職能治療師

這個故事明顯告訴我們，照顧工作的辛苦。從我們職能治療的專業角度來看：「人」、「活動」、「環境」三者同等重要，相輔相成，缺一不可。這三個項目常常是我們職能治療師用來看待要完成一件事情的面向，三者會互相影響、息息相關，有安全適合的環境就可以讓人活動的更好。人常會因為視力、聽力、平衡感、肌力下降等身體的缺損或退化而導致跌倒風險的增加，這時如果無法立即改善身體的功能，我們就會建議先從環境改善著手，降低跌倒的風險。

大家通常會說「家應該是最安全也是最舒適的地方」，但研究結果顯示有超過半數的高齡者最常跌倒的地方卻是在自己家中，尤其是門檻、樓梯、浴室、廚房等處；居家環境中常見的造成跌倒風險的因素包括：雜物堆滿地、光線昏暗、濕滑的地板、散落的電線⋯等，而居家環境設計與改造的目的，就是希望減少外在的干擾，避免意外的發生，並且可以規畫一個安全舒適的環境，讓家裡的人可以在這樣的環境中安全且方便的執行日常生活活動，也能減少照顧者的負擔。

因此在對社區民眾演講時，我常提出以下幾個場所的居家環境改善讓大家參考：

一、門口與通道：

注意地面是否平坦、防滑，避免雜物堆積（如鞋子），若有地墊則應檢視是否牢固；門口有無階梯式的段差，視高度提供牢固家具或安裝扶手支撐，減少跨階跌倒的風險。若家中有輪椅使用者，則應考慮是否改為無障礙坡道；通道上也應檢視所有電線是否收好、且與走道維持一定的安全距離。

二、樓梯：

樓梯的上方跟底部是否都有電燈開關，方便使用者打開，提供足夠照明；階梯邊緣是否加裝止滑條或反光貼條，以避免滑倒或踩空；樓梯旁是否有堅固的扶手。

三、浴室：

門口的地墊是否牢固、不易滑動，可視情況在下方加裝止滑條；門檻是否過高，會造成進出的困難及危險，可以在門兩旁的牆面加裝垂直扶手以利抓握。跨越門檻，若有輪椅或沐浴椅要進出，則需考慮加裝斜坡；內部地板是否防滑，可以考慮塗抹隱形防滑液、或使用止滑貼片；空間是否足夠、方便移動迴轉，拆除不必要的設施（如浴缸）；必要時內部牆面、臉盆及馬桶旁要加裝扶手，以協助站立、起身及移動的安全。

四、客廳：

避免選擇太低、太軟的沙發，高度要適當，最佳的高度為坐下時膝蓋垂直、腳可平放於地上，方便使用者起身和坐下。

五、臥室：

可加裝感應式夜燈或床上就可以直接控制的燈光開關，增加夜間走動的安全性；也可在床旁擺設穩固的家具或扶手來協助起身。

六、廚房：

地面應保持乾燥不油膩，若有液體噴灑在地上應立即擦拭處理。

再次提醒大家：針對長照使用對象，包含65歲以上的失能老人、55歲以上的失能原住民、失能之身心障礙者及50歲以上的失智症者，政府提供了三年四萬元的輔具及居家無障礙改善補助，目的是協助使用者發揮更大的功能及協助照顧者減輕負擔。「工欲善其事必先利其器」、「預防勝於治療」，建構好的居家環境，才可以有個安全又舒適的家。

4.

從心理解藏匿行為 失智照護用愛等待

唐亞菁
台灣失智症整合照護暨教育發展協會／跨領域照護者

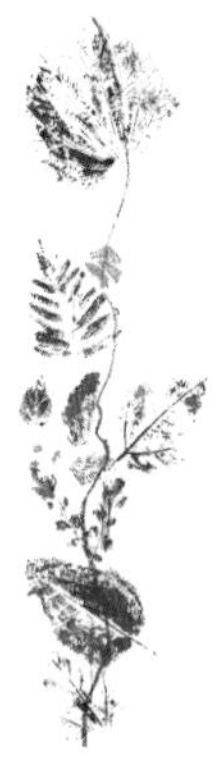

長輩共同創作

我加入台灣失智症整合照護暨教育發展協會，表面上看起來是一個意外，仔細想想後又覺得是早已注定的緣分。這個協會本身以培養照護人才為目標，大力創造不同領域夥伴間彼此互動的機會，期望透過跨領域的經驗，讓各種專業能相輔相成。

秉持相同精神的我，踏入長期照護領域，也是因著上帝奇妙的安排，才能在這幾年內與不同的單位合作，承接各樣政府計畫，為不少形形色色的長輩和家屬提供服務。在服務過程中，我所帶領的團隊有機會遇到各種難題，也引發許多討論，在大家一番激辯後取得共識，增進團隊的凝聚力也提升專業能力。但也有些討論還在意見分歧的狀態中，等待大家用各自的經驗和思考角度來找答案。

這其中最讓大家左右為難的爭論就是：在資源有限的前提下，失智據點該優先為哪一類的長輩提供服務？是優先服務一位狀況沒那麼嚴重、但據點確知以現有人力物力就足以妥善照顧的長輩？或者是一位有迫切緊急需求、但狀況複雜到我們不確定是否以據點的服務規模就能提供協助的長輩呢？這個大哉問讓我思考良久，後來是透過第一線的照護經歷，才發現上天給了我最好的答案。

事情的發生，和我進入社區第一線的服務有關。那時台灣磐石之愛關懷協會認同政府推廣失智友善社區的理念，因此開辦了社區關懷據點，而我就在此服務。當時我接到照管專員打來的電話，有別於平日來電時公事公辦的語氣，那天照管專員非常客氣：「請問你們據點能不能接受有特殊狀況的長輩？」

這位長輩的失智症，已經進展到中重度的階段，也曾使用其他地點的失智服務，但一段時日後總會產生攻擊行為，於是一而再、再而三的被拒絕了。照管專員繼續說明：

「目前家屬已經雇用一名印尼外籍看護工阿娜，但她才剛到台灣，連對話都還有困難，又怎麼能好好照顧失智患者？所以家屬希望阿公能到住家附近的據點參加活動，一方面是讓外籍看護多聽中文，並學習照顧上要注意的技巧，二來是讓長輩有參與社區活動的機會。」停了一下，照管專員委婉的說：「我知道這個長輩狀況特殊，據點人力也有限，如果你有困難不能接收他，我們都能理解。」

在那當下，我心頭有微微的疼惜，因為知道這個長輩已經面臨大家都不收、照管專員和家屬都到了走投無路的困境，於是我釐清了一下思緒後這樣回答：

「首先，謝謝你信任我們的據點來為這位長輩服務，當你提到他先前在其他地方被拒絕時，我彷彿已經看到長輩的神情，想來一定是感覺失去尊嚴、求助無門的樣子，在這時候我們又怎麼能夠拒絕？請將你將聯絡資訊給我，我會請家屬來參觀據點，並討論我們該怎麼為長輩提供最適合的服務。」

就這樣，我聯絡上了楊伯伯一家，照顧楊伯伯的是他太太，電話中我稱她楊媽媽。我透過電話了解到，楊伯伯當了一輩子的老師，最大的愛好是足球，還特別組織過少年足球隊，將學生視如己出的照顧。退休後的楊伯伯在七十幾歲時確診額顳葉型失智症，自此狀況一路往下跌，讓照顧他的家屬也承受了莫大的壓力，此時正是渴望外界提供協助的時候。我在電話中鼓勵楊媽媽：

「楊老師因為認知能力退化，所以怕到陌生環境是很正常的，如果要讓他不排斥到據點來，我們在他第一次來的時候，一定就要讓他感到輕鬆舒適。」

我向楊媽媽保證在他們來參觀據點的那天，據點所有工作人員一定會準備好用最友善熱忱的態度來歡迎楊伯伯，也請楊媽媽在來之前先告訴楊老師：「我們去據點是要讓阿娜學中文和生活習慣的。」相信這樣一來便可以降低楊伯伯心中的排斥感。

我特別提醒若當天見到楊伯伯感受到壓力而想離開據點，千萬不要勉強他留下，我們要體會到適應據點是一個循序漸進的過程，每一次來願意留個十分鐘就是進步了。結束與家屬的對話後，我聚集據點的工作人員和志工夥伴們坐下來討論，當然一開始就是難題，光是提到楊伯伯之所以被先前的單位拒絕是因為出現了攻擊行為，志工們就面有難色。

「一定要讓他來嗎？」他們問。我把楊老師的過往人生告訴大家：「讓我們想想，楊老師一生中幫助過許多孩子，他是個愛家的好先生，也是同事好友眼中的愛心大使。現在他年紀大了、生病了，楊媽媽肩上的照顧壓力很大，迫切需要我們專業的陪伴。」停了一下，我再推一把：「上帝教導我們要愛鄰里，我們開設據點的目的之一正是為了讓社區黑暗的角落有亮光，不是嗎？」我換個角度講，希望大家不要提早就給自己太多的壓力：

「或許到後來楊伯伯還是不適合在這裡和大家一起參與活動，但即使如此，我們還是可以提供電話關懷、家庭訪視、照顧技巧與心靈支持這些服務啊，這也是社區關懷據點的服務範圍，不是嗎？所以我們給他們、也給我們自己一個機會，一起歡迎楊伯伯一家人，好嗎？」

我們的夥伴果然是最優秀的，當下不再有抗拒的神情，反倒主動討論起如何應對可能出現的狀況。

「楊老師可能會出現攻擊行為，那麼大家要避免從他身後或是側邊大聲喊叫，也要記得不能無預警就碰觸他的身體。」

「我們可以為他預備充足的個人空間，讓他有舒適的座椅，也讓楊媽媽與外籍移工坐在他左右，見到熟悉的人在身旁，他也會安心一點。」

「我們要帶著笑容、用友善的態度和他交談，要讓楊老師感到在這裡他是受歡迎的，增加他對我們的好感。」

「如果楊老師坐不住了，我們可以陪他到附近的公園走走，轉換心情。」就這樣，你一言我一句的，大家都體會到我們只有一次機會能留住長輩的心，所以要做到讓楊伯伯一家人在初來乍到時就感受到被歡迎和被接納。

很快的，楊家一行三人來到據點，我早早就在門口迎接，大老遠就先注意到滿臉愁苦、憔悴不堪的楊媽媽，接著看見被硬拉著往前走、呈現極大焦慮感及恐懼的楊老師，他滿臉通紅，不停發出「啊啊啊」的聲響，眼神渙散彷彿是個沒有靈魂的軀殼，跟在他們身後的是手足無措的年輕外籍看護。

「啊，楊老師已經退化到失語階段了。」我心中更加憐惜，臉上保持著笑容迎接。楊媽媽和阿娜硬拉著根本不想到據點的楊伯伯進入教室，我立刻上前握住楊老師的手，暫時隔開楊媽媽：

「楊老師您好！我是菁菁，歡迎您來做客，剛才走這一段路一定累了，我們進去坐坐，不要擔心，休息一下，我們就回家。」

或許是我溫和的聲音讓楊老師願意進入據點，他喃喃自語地發出啊啊聲，一坐下就開始伸手將身旁的物品拿起來，然後拉開褲頭，拉出一個縫隙後就大力的將一個個物品塞進去，直到旁人協助制止才稍微停止。楊伯伯很明顯的無法參與任何活動，他的狀況驚嚇到當時來到據點的長輩們，大家的臉上流露出不安和排斥的神情。

這讓楊媽媽更加惶恐了，馬上拍打楊老師、甚至伸手摀住他的嘴要他安靜，她急著向大家道歉。這樣的狀況持續一段時間後，楊老師或許是累了，這才闔上眼睛、安靜的坐著。

我趕緊把握這個機會，向現場長輩們介紹楊媽媽，讓大家知道楊媽媽是辛苦的家屬，我也強調了楊老師過去的種種善舉，希望長輩們能一同歡迎新同學加入。在了解這位新同學曾經是位熱忱有為的教師後，長輩們卸下了慌恐的神情，態度轉為讚許與支持。我打鐵趁熱的說：

「從今天起，我就是楊老師的發言人了！其實啊，他剛才一進門是急著要說『大家好』，如果他向你伸出手，是想要跟你握手問候喔。」我故意表現出誇張的神情創造戲劇效果，逗得長輩們都笑了，我的逗趣表演是希望幫助大家預先有個心理準備，萬一日後楊老師突然伸出手或者發出不明的喉音，大家才不會覺得他帶有惡意。

於是在接下來的日子裡，楊媽媽持續帶著楊老師來與我們作伴，一開始我們嘗試了很多方法都無法制止他將東西塞

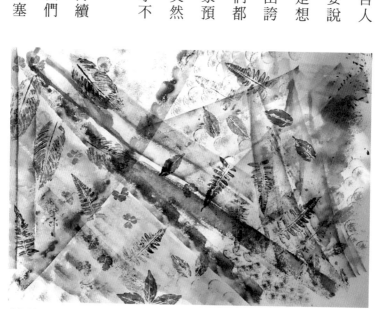

失智據點長輩共同創作

進嘴裡或褲子裡，楊媽媽每回見狀就會急著從楊老師手上將東西搶下來，反倒造成楊老師焦慮更甚。其實這樣對楊媽媽也不好，因為我們希望楊媽媽來據點的時候，也能夠參與活動以紓解緊張情緒，或者趁機坐著放空休息，要是她將先生都帶來據點了卻還是需要時時緊盯著，一定是無法休息的啊。

我們想打破這個惡性循環，多方嘗試後都不得其法，終於有一天大家靈機一動想到幫楊伯伯穿上一件有大口袋的圍裙，誤打誤撞竟有成效，楊伯伯還是會亂拿東西，但從此開始他彷彿是擁有了專屬大口袋的卡通人物哆啦A夢，帶著滿足的神情將物品塞進大口袋裡。我們開始理解，之前他想把東西塞入口中，或許是因為口袋塞滿了、沒地方放了，現在有個圍裙口袋空間夠大，讓他盡量的放、也避免吞食異物的危險。

日子一天天過去，我們帶著楊伯伯以及照顧他的外籍移工一同嘗試各式各樣的活動，發現在所有活動中，楊伯伯對傳球活動最有反應，於是除在據點中找機會與楊伯伯傳球外，我們鼓勵阿娜在家中也要持續跟他做傳接球的練習。從一開始傳三、五下，進步到互傳三、五十下，再提升難度變成丟球的同時要開口報數的安排，改善速度不快，但進步是很明顯的，讓大家意外的是，幾個月後楊老師開始主動在傳接球時跟著說出數字：「一、二、三……」

我們又驚又喜，發現楊伯伯有更多進步的可能性，於是我們提醒楊媽媽和阿娜要經常和楊老師說說話，即使他看起來呆滯、沒有反應，我們依然要認為他有聽到、也聽得懂。

我從自己做起，每當楊伯伯來到據點時，我一定會找時間握著他的手，認真地看著他的眼睛說：「楊老師，你好嗎？你一定會更好喔。」說真的，好幾次我都懷疑楊伯伯是不是真的把話聽進去了，但我就是盡一份心力。

沒想到持續這樣做著，大約半年後，我一如往常說：

「楊老師，你好嗎？」此時耳邊傳來一句緩慢、蒼老但清晰的聲音：

「很好。」

那是我們第一次聽到楊老師說話，當下據點內所有的長輩和工作夥伴們都愣住了，對大家來說這簡直是一個奇蹟，所有人都又驚又喜。目前楊伯伯已是我們據點中固定的成員，他可以有意識的主動伸出手與人相握，當我們和他說話時，他也能定睛回望，不再有飄忽的神情，也能不時脫口而出一些日常用語。

有這樣的成果要多虧楊媽媽與阿娜每天規律的維持楊老師的生活作息與運動量，同時，據點工作人員與其他長輩們的幫助也功不可沒，我們努力運用許多友善失智症的推廣活動，鼓勵楊老師一家人一同參加，他們在這段期間內一起去健行、聽演唱會，甚至重新拍了婚紗照。

不只幫助楊伯伯延緩退化的速度，減緩了焦慮狀況，楊媽媽的狀況也間接獲得改善。還記得有一天，楊媽媽面帶愁容，我直覺性地彎身將楊媽媽挽入臂膀，轉頭對楊伯伯說：「楊老師，您放心，我會好好的照顧楊媽媽。」

那當下就是一個衝動，我甚至不確定楊伯伯是否能理解我的意思，沒想到他看了我許久，彷彿明白我的意思，眼眶漸漸變紅，眼角流出淚水，楊伯伯對我點了點頭。楊媽媽看見先生的表情就像是獲得極大的安慰，她也哭了出來：

「謝謝你們。」

從心理層面來面對問題行為

我知道長期照顧的路很艱辛，但我們願意投身長照服務，就是希望在這漫漫長路中，有機會能陪伴著患者與家屬走一段路。這段路上對服務使用和提供的雙方來說，其實都不容易，就以我們服務提供者來說，總會遇到左右為難的時刻，不知道該不該接受狀況艱難的長輩到來，這個問題在過去困擾著我們，在未來一定還會有機會考驗著大家。

就以楊伯伯的例子來說，他藏匿物品的行為並非少見，許多失智症患者都曾以這樣的問題行為困擾照顧者們，特別以藏匿衛生紙（甚至是使用過的衛生紙）最常見。於是家屬們在百般勸說無效下難免氣憤，衝動起來會將患者蒐集來的物品一股腦兒丟棄，卻因此引發患者更大的情緒波動。在據點或日照中心等照護現場，工作人員常怕患者不告而取而採取淨空策略，甚至將櫥櫃都上鎖，但這樣的安排會造成照護工作的麻煩，也不見得能阻止問題行為的發生。

其實，面對問題行為還是要從心理層面來解決，許多時候失智者想要藏匿物品是因為有不安全感。仔細想想，失智症會造成患者的記憶倒退，退回年少時物資貧乏的時空中，那是個連純白衛生紙都是奢侈品的戰亂年代，所以患者的物品蒐集行為在某個層面上來說是安全感的來源，與其硬性阻止，不如軟性勸說來得好。例如照護現場的工作人員與家屬可以私下溝通，讓患者將物品拿回家，隔天家屬再私下送回即可。當然，更好的方式就是轉移注意力，當我們主動將失智者的生活安排得精采，讓他感受到是被關愛著的，那麼他就會專注於每日活動內，減少問題行為的發生了。

照顧楊伯伯的過程對我而言相當寶貴，總覺得他是上天派來教導我的老師，這個過程幫助我懂得如何面對失智者藏匿物品等問題行為，更重要的是讓我釐清了長年來「到底該把照護資源優先分配給誰」這個難題，現在的我內心有了清楚的答案，我開始相信，照顧服務據點也是會等人的，也許是一位狀況特殊的長輩，也許是一個總不願意放棄希望的照顧者，更也許是一個帶來濃厚使命感的工作夥伴。

無論等待的是誰、等待時間有多漫長、過程中要經過多少嘗試、挫折和修正，只要我們願意堅持下去，至少我們有機會做點什麼，有些時候就是這一點「什麼」，讓我們見到長期照顧可以不一樣，於是，我們就有勇氣繼續往前走下去。

李建勳 高雄市立小港醫院神經內科／主治醫師

失智者的藏匿或收集行為問題（collecting behavior）是屬於失智症行為及精神症狀中的脫序（奇怪）動作表現（aberrant motor activity or queer/bizarre behavior），臨床上可見反覆過度地收藏／購置多種或單一種物品或食物，到處亂藏或異常堆置，導致生活工作或處置之明顯困擾及影響。這在失智症的合併症狀裡不算少見，也可能是失智症的最先表現症狀。探究這些藏匿等異常重覆行為表現的病理機轉，極可能與失智症的智能缺損（如失憶症，忘了又買）或無法克制念頭及衝動（disinhibition）等有關。在大腦構造及神經精神網絡功能可能於前額葉

（prefrontal lobe）有明顯損傷。失智症病因診斷上，常見是額顳葉失智症（frontal and temporal lobe degeneration）及阿茲海默症（Alzheimer's disease）等有相關。

臨床醫療及照護處理，包括藥物治療及非藥物治療兩種需雙管齊下。個人經驗是：在藥物治療方面，除了乙醯膽鹼分解酶抑制劑外，可以考慮行為及精神安定劑（其中之Valproate優先選用）及搭配解焦慮劑等。在非藥物治療及介入方面，包含層面更是多元，也是優先於藥物治療前就需先投注心力的策略，主要有照護技巧的訓練提升、轉移注意力、規律運動及嗜好活動、定時居家環境檢視及整理等等。

一直以來，患者的藏匿／收集行為問題都深深困擾著家庭照護者及臨床工作者。初始發現時，就要仔細去了解問題長輩的身心需求及反應，確認失智症的相關病因、病程及影響因子等，尊重長輩的生活習慣經驗及個體獨特性，據以安排可接受的非藥物及藥物治療方式介入。持之以恆就能順利轉化問題行為，由大化小，由小化無，進而培養出穩定的健康行為作息，方能長長久久。

5.

看見外籍移工 願愛流動永不止息

廖健翔　財團法人中華基督教鳳山浸信會／執事主席

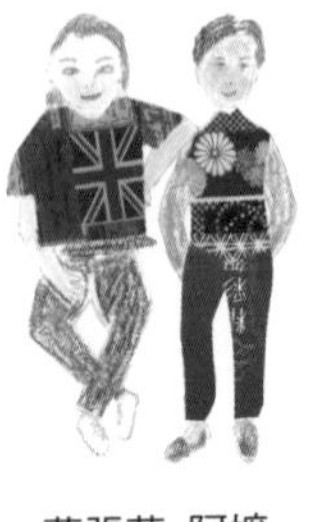
蘇張茸 阿嬤

張媽媽在媳婦黃小姐的陪伴下來到我們鳳山浸信會承接的失智據點，自踏入據點，她就只是靜靜的坐著，任由黃小姐向我們述說婆婆罹患失智症後種種生活照顧上的困難。身為家屬，黃小姐話中充滿許多辛酸，說起老人家因病症而引起的問題行為更是頭痛不已。但張媽媽完全充耳不聞，彷彿大家談的事情都和她沒關係。

隔天起，張媽媽開始來參與據點活動，她還是那麼安靜，不會主動與人接觸，在所有的課程中，除在運動項目上會隨著指令一起舉手抬腳外，其餘的都需要工作人員從旁協助。我們在工作會議上討論起來，很擔心張媽媽的病程已經超出原本醫院的診斷，更加惡化了。

例如，有一回足部護理師來到據點為長輩們服務，張媽媽難得的露出開心的笑容，開口和護理師應答了幾句，但當活動結束、我們領她上廁所，自廁所走回座位上不過幾分鐘的時間，護理師隨口問：「阿嬤，剛剛的足部保養舒服嗎？」張媽媽帶著狐疑的表情回望，原來她把剛才的過程全都忘記了。

就因張媽媽退化得嚴重，家屬聘僱了外籍移工小美來貼身照顧，她隨著張媽媽一起來到據點。小美是個乖巧、安靜帶點肉感的可愛印尼女孩，初來乍到的她因為言語不通，可說與張媽媽之間沒有任何交流，但在協助日常生活大小事，諸如如廁和用餐等事項還是可以的。但我們最常看見的景象是，小美與張媽媽並肩坐在沙發上，小美滑手機，張媽媽眼神空洞的望著前方，兩人都靜默無語。

家屬當然不滿意這樣的照顧方式，黃小姐打電話來據點時忍不住抱怨，她說，家人們認為即使多了外籍看護貼身照顧，張媽媽的狀況卻沒有絲毫的進步。張媽媽住家中裝設了監視器，本意是怕她單獨在家時有跌倒的危險，但小美來後，家屬透過監視器發現小美在家時和張媽媽間幾乎沒有互動，她只讓長輩呆坐一旁，自己低頭滑手機。

黃小姐嘆了一口氣：「我們討論後決定再等到年底看看，若到那時我婆婆的狀況還是這樣、甚至更糟，我們可能真的要退回外籍移工，改將媽媽送到機構了。」

聽到這樣話，我們理解家屬的照顧壓力，但心中有更多不捨，因為張媽媽來到據點接受我們的照顧也有段時間了，大家對她有深切的感情，說真的捨不得她因此就轉往機構。仔細想想，家屬抱怨的焦點是外籍移工的照顧品質，於是我們決定先嘗試看看能不能居中提供一點幫助。

於是，趁著小美來到據點時，我們找她好好坐下來談談。透過小美零零落落的中文、加上雙方努力的比手畫腳，我們慢慢拼湊出她的故事。原來，即使之前已在新加坡服務過2年，但對現年27歲的小美來說，這是她頭一回來台灣，身旁所有的一切都很陌生，更不要說她對失智症根本一無所知。

一開始，黃小姐對小美也頗有耐性，教導她張媽媽腦部生病了，所以若老人家一直問她相同的問題都不要生氣。小美聽是聽了，但初次面對可自行走動、不需要上下床移位搬動的失智症患者，很多時候真的不知道可以做什麼。她也曾試著和張媽

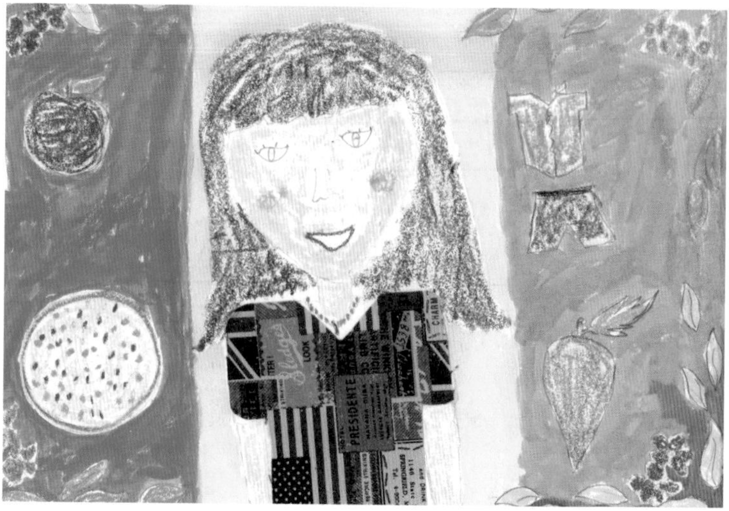

蘇張茸 阿嬤

媽聊天，但除了語言隔閡外，最大的困難是，張媽媽說著說著，就會一再重複同樣的話題，有時還無法正常對話。於是不知道做什麼才好的小美，往往就是陪坐在一旁、因為無聊而滑手機。

聽完小美的說明，我們也能體會到她的無奈。說起來，我們自己的國人都不見得了解失智症了，要求一位離鄉背井的年輕外籍移工，一落地就立刻懂得照護失智症者，真的很勉強。撇除文化差異不說，年輕的移工們在抵達前，幾乎沒有仲介業者提供失智症照護的相關訓練啊。

所以，我們或許可以在抱怨之外多做點什麼，想起高雄失智共照中心（長庚）在不久前剛為外籍移工舉辦過失智症訓練課程，課後還將內容集結成照護手冊，手冊貼心的以中英、中越和中印尼文三種語言對照來編印。於是我們趕緊找出中文和印尼文對照版本的手冊，慎重的交給小美：

「這裡面有許多失智症照護的技巧，特別是用印尼文寫的，妳不用怕看不懂。

妳回去看看，若有不懂的，隨時可以來問我們。」

小美不太有自信的接過手冊，於是我們加上鼓勵：「妳應該可以體會到張媽媽不難照顧，她沒出現許多失智症患者的常見問題，有些患者會有暴力和怒罵的行為，那才是真正的難照顧。所以妳的工作不算難、張媽媽的家人對也妳不錯，妳要珍惜啊。認真把張媽媽顧好了，繼續來據點和我們一起活動，好嗎？」

想來這些話，真的讓小美聽進去了，她點點頭告訴我們她也很珍惜和這位長輩相處的機會，因為張媽媽從不打人、也不會管東管西地叨唸她，更在生活上努力配合、減少她照顧上的困擾。現在有了這本手冊，能讓她學習更多失智症的照顧方法，那麼她一定要努力做得更好。

小美果然改變了！她開始理解失智症，發現看護工作不只是身體清潔和搬動手腳，對失智症患者來說，其實更需要在日常中增加與人互動的機會。同時小美的中文能力提升了，好幾回我們看見張媽媽唱歌時，小美會開口跟著一起唱，即使五音不全都讓張媽媽感覺有伴，唱起歌來更有活力。

張媽媽的進步很明顯，本來鮮少開口與人互動的她，在肢體活動時變得更靈活，還主動安慰另一位長輩、開解她的情緒，甚至說要包水餃給大家吃。能有這樣的成果，小美確實花了不少心思。黃小姐私下告訴我們，現在張媽媽和小美在家中相處時變得融洽，兩人越來越像朋友，彼此間會開玩笑、不時鬥鬥嘴，增添家中熱鬧的氣息。

我們為張媽媽和家屬高興，因為張媽媽不需要轉入機構，家人間就可以保有共享天倫之樂的時間。我們更為小美開心，這才發現她的本性開朗活潑，想來過去不知道如何照顧失智症患者的她，應該也很無助吧。幸好，張媽媽的家人讓她們兩人一起來到失智據點，我們才有機會居中拉一把，讓張媽媽與小美從原本的無話可說、互不搭理的狀態，進展為如同姊妹般的聊天，不時鬥嘴、互相關心與扶持。現在每當中午休息時，我們常見到張媽媽與小美二人頭靠著頭並肩坐著，偶爾小聲說悄悄話，累了就互相依偎著瞇一下眼睛，這真是據點內最美好的畫面了。

台灣長照的隱形大軍：外籍移工

進一步想想，外籍移工是台灣長期照護上不可或缺、卻往往被隱形了的照護大軍。根據勞動部統計，台灣外籍移工人數到二〇一九年已經超過70萬人，其中社福移工就有27萬人。在中華民國家庭照顧者關懷總會的網站上，我們也能清楚發現在家庭照護的長照現場，55％是家庭獨立照護，30％是聘請社福移工照護（77％印尼籍移

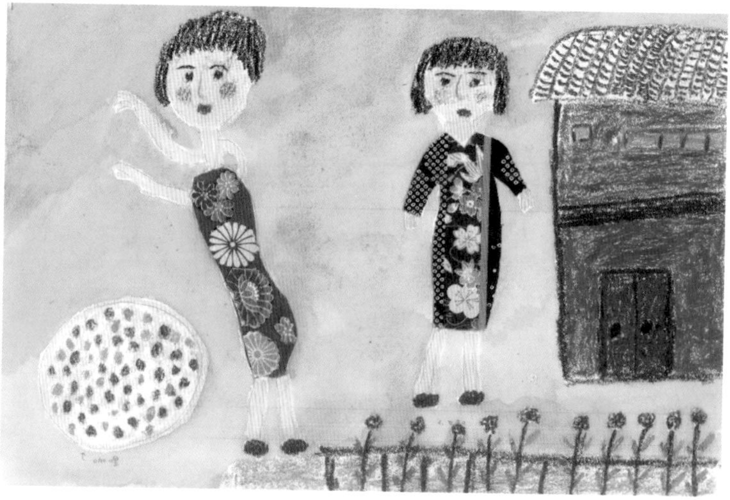

王陳綺采 阿嬤

工、12%菲律賓移工、11%越南移工），其他15%使用長照機構服務。

長期以來，國人對於外籍移工是又愛又怕，一方面聘請外籍移工居住在家庭中就享有時間安排上的便利性，直接減少許多家庭獨立照護的辛勞，所以家屬直覺性的都希望能聘請外籍移工。但另一方面，大家又免不了害怕陌生人住進自己家裡，媒體上也不時傳出移工在照顧上疏失，或者在家庭內偷竊的新聞。

其實家屬怕移工，相對的，移工也會對壓在肩頭上的照護工作感到害怕。就以目前居家照護移工的最大來源國家印尼來說，印尼籍移工在來台之前，多半只接受過六百個小時（不到三個月）的家庭照護訓練，這些訓練都很基本，就算抵台後進入機構內工作，通常還需要機構另行加強訓練，而這些訓練大多著重在對失能長輩的照顧之上，對於該如何與失智長輩應對，移工可說一無所知。

若是機構內移工的訓練管理已經如此困難，那麼家庭內的移工，更是無法提供良好的照護品質。因為家庭內往往沒有能夠輪替的人手，所以即使政府與民間專為外籍移工開辦訓練課程，常以報名人數不足收場，原因不外乎「移工去上課了、誰來照顧長輩」這樣的老問題。

另一個讓移工無法外出上課好增進照護知識的原因，與家屬的心態有關。長久來，家屬間總口耳傳遞著：不要讓移工們群聚起來、不要讓他們彼此交朋友等說法，而「免得被帶壞」則是大家最常搬出來的理由。就以我們所承辦的失智據點來說，有幾位家屬即使勉為其難讓移工陪長輩來據點參與活動，還是免不了私下叮嚀我們「幫忙看著他不要交上壞朋友」。

我們可以諒解家屬的提心吊膽，畢竟在家庭中管理外籍移工也是一門學問，身為雇主的家屬們，除了要照顧長輩，還要掛心移工，真是頗為辛勞。但外籍移工與我們一樣都是人啊，根據馬斯洛人類基本需求理論，只要是人就有基本的生理需求（休息）、安全需求（穩定）、社會需求（朋友）、尊重需求（肯定）及自我實現，雇主應該要滿足外籍移工的這些基本需求，進而產生良性的互動，這才是比硬性管理更好的方法。

以我們的據點來說，因為政府計畫不排除有雇用移工的家庭，因此我們鼓勵長輩帶著移工一起來，往往在一場活動中就可見到十位左右、不同國籍的外籍移工與大家一起活動，長久下來，我們觀察到這樣才是對長輩、家屬、移工都有利的照護模式，也能對辛苦經營據點的第一線夥伴們提供不少幫助。

當家屬害怕「被帶壞」時，我們看到的是「潛移默化下被教好」，我們的據點內就有一位工作態度和照護理念都非常正確的移工朋友，透過在據點內每天的大量互動，她成為其他移工可資學習的榜樣，漸漸的，她更成為移工姊妹們和家屬間的潤滑劑，在關鍵時刻擔任家屬和移工間的協調者。

這位外籍移工的開朗、積極與自信讓大家都信服她的能力，於是我們在雇主的首肯之下，委請她協助在據點內教育、輔導、關懷新進或是心情低落的外籍移工。透過這樣的方式，據點不只是失智長輩的活動處所，同時可為外籍移工提供身心休憩、照護教育和心理建設的功能，如此一來獲益最大的當然還是失智長輩和家屬們。

外籍移工長年來、並且在可見的未來，勢必都是台灣長期照護領域中不可少的力量，所以我們應更積極的提供適當的訓練和合理的管理，就如同我們據點中的印尼移工小美，經我們輔導後，她開始有學習的方向，我們觀察到她的確打起精神、暗中觀察據點內其他外籍移工如何與長輩互動。好幾回工作人員發現，她看到其他移工因良好表現而備受稱讚時就會露出羨慕的神情，於是大家抓到機會就多鼓勵、也帶領著她多嘗試，慢慢的她也能自然的融入團體活動、與長輩一起開心唱歌了。快樂的氛圍對她本身有幫助，對她照顧的長輩當然也有幫助，移工和長輩間能親密的相處，自然能將正向的氣氛帶回雇主家中。我相信這個過程就是愛的體現，只要大家願意多對彼此付出關心，愛就能自然流動，永不止息。

成茵茵 財團法人高雄市私立典寶社會福利慈善事業基金會／執行長

外籍移工向來是台灣長期照護領域中倚靠的重要助力，而我自二十年前起就開始帶領外籍移工一起從事長期照護工作。長年來累積的經驗讓我相信，若要幫助移工適應照護工作，我們就要協助他們克服五大困難：個性、文化、語言、知識和技術。其實這五個面向是相互牽絆也是相輔相成的，其中最關鍵的或許是「語言」，更正確的說是外籍移工是否能正確理解雇主和長輩使用的語言（主要是中文，其他當然包括台語或客語等語言）。至今仍有許多聘僱外籍移工的家屬，不瞭解外籍移工來到台灣前的訓練課程根本不夠多，也不紮實，仲介業者所傳遞的資訊誤差，讓移工多認為抵台後只要處理被照顧者的吃喝拉撒睡，卻不明白對長輩（特別是失智長輩）來說，每一個生活照顧的過程都不容易。

若移工能在最快速的時間內學會簡單的語言溝通，就能大幅減少雇主和長輩抗拒聘僱外籍移工的心理。但我也要提醒雇主，語言學習是需要時間的，所以當移工抵達時一定要仔細觀察、再三確認，免得雇主只見移工對雇主的交代頻頻點頭或者光顧著微笑，雇主以為移工都聽懂了，殊不知移工點頭、微笑代表的意思全是問號，根本連怎麼問都毫無頭緒。

在前面故事中，鳳山浸信會的失智據點就花了不少心思鼓勵外籍移工多與長輩對話來增進語言能力，我也在此提供一些經驗讓大家參考。例如：在我們的機構中統一規定，所有工作人員的手機不可以帶入工作現場，一律在上班時就交給行政辦公室保管，統一保管制不代表限制通話，雇主若有要事可直接聯絡中心請移工回電，或是可以接通手機，再由行政人員將電話轉交到移工手中，此舉的主要功能是因為：沒了手機在身旁，大家就比較不會分心，反倒會增進彼此間的對話機會及陪同參與活動的專注力。

同時我們規定，上班期間的基本溝通就是使用中文（除非是資深外籍員工為了教導新手外籍移工時需要「翻譯」，才能使用他們的母語），這樣的規定必然給移工們帶來許多壓力，但這也是幫助語文進步最快的方法。我也建議聘僱外籍移工在家照顧的雇主們，為移工的學習提供一點助力，適時的稱讚和獎勵是必須的。

此外，我們也能善用文字的輔助，通常移工都會拿到一本來台常用語文詞彙手冊，我們可以請仲介業者幫忙，將手冊上的重點畫出來，若有不足之處，就適時補上。雇主還要花點時間配合照顧實務相關問答，確保移工瞭解工作重點與工作內容。以我們機構為例，我常要求新進外籍移工每天到面前來回答：「你今天照顧的長輩是誰？」、「照顧的重點是什麼？」等問題。最好的方式，當然是我們先教導、再請他們用自己的方式說明一次，如此一來，從他們的回答內容中，我們就能確認移工是答非所問，還是已確實理解。

其實，照顧工作是很辛苦的，特別是照顧失智長輩，所以我也要提醒聘僱外籍移工的家庭們：移工是來「協助」和「分擔」照顧工作的，千萬不要想把所有工作都丟到移工身上後就萬事不管。你我若經歷過照顧上的困難，好幾回壓力大到要崩潰，那我們怎能認為一個語言不通、文化殊異、又與被照顧者沒有長年相處經驗和感情的外籍移工，就能快速的上手照顧工作呢？

所以，更好的方式是，雇主要主動協助外籍移工。例如，故事中提到的給外籍移工的照護手冊當然是一個利器，可是雇主要帶領移工一起閱讀學習，才能瞭解外籍移工是否真的理解和學習了；雇主也能善用據點或者日照中心的環境，主動詢問工作人員，是否能集合移工們透過上課來學習照護的方式，此舉既可減少照護困難，還能善用他們在據點或日照中心的時間。當然，移工問題百百種，很多時候彼此的相處還需要靠一點運氣。若說雇主在尋找好移工，移工們其實也在尋找好雇主，我的經驗告訴我；只要妥善的規畫和適時的協助，給予尊重、拿出同理心，雇主和移工是有雙贏的可能，最大獲益者當然就是夾在其中的被照顧者了。

我能這樣說，是因為身旁就有一位這樣優秀的外籍朋友，她剛自越南來台從事照護工作時中文講得零零落落，一見到我就閃躲，但她越躲、我越特意把她找到面前來問：「我是誰？」一見到她露出尷尬的笑容，我就知道她連問題都沒聽懂，於是我請同樣自越南來的資深移工來當小老師，用母語告訴她我的問題、並介紹我是機構的主任，然後請她用中文說出來，更重要的是要讓她說得出她照顧的是哪位長輩、照顧上的重點又是什麼，隔天我再找她來抽問同樣的問題。

這位越南朋友也很爭氣，知道躲不掉每天的抽問、不如用心的準備，她的進步程度很驚人，三個月後就能用流利的中文溝通，後來當上小老師來協助新進移工適應環境、認識長輩的個別性、熟悉照顧工作與技巧，幾年後已經有能力做中文和越文間的口譯，甚至進步到翻譯台語和初步的客語。

更重要的是，這個過程中我見到她從畏首畏尾到成為充滿自信的人，因為她對照護工作的認知遠遠超過大部分的人，她不再只是一個指令一個動作的為做而做，相反的，她知道為什麼要這樣做、照護工作的精神、以及每一個步驟背後的意義和執行上的眉角。幾年下來，她稱得上是可以獨自撐起一片天的專家級照顧者了。

所以說，我們千萬不要忽視外籍移工的能力，大家都是在照護領域中的重要成員，長照是條漫長的道路，沒有人能獨自撐下去而不垮掉，所以我們需要各種專業在不同階段的接力協助。就讓我們帶著尊重與同理心，與外籍移工相互扶持來幫助有長照需求的人們。

6.

漫漫長照路
支持團體點亮燈火共享溫暖

楊茜婷　台灣失智症整合照護暨教育發展協會／長照新生代

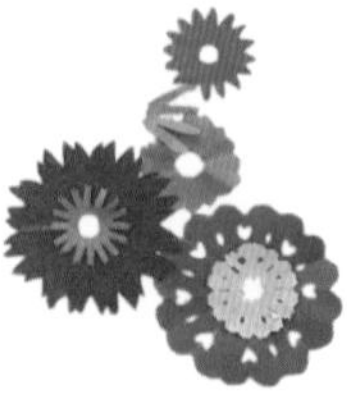

長輩共同創作

意外機緣下，我成為台灣失智症整合照護暨教育發展協會的一員。這個協會在一群有心人的支持下創立，以培育長照人才為目標。畢竟人才是長照發展永恆的核心，有好的人、再加上對的知識，方能為良善的長照發展打下契機。而我，就是這個團隊中的小螺絲釘。

的確，和長照領域的前輩們相比，我算是年紀輕、年資短，也不是從醫療、社工、照護等領域傳統上的長照教育單位而來。剛踏入職場時，我忐忑不安，但很快的，我發現長照和我想像得不一樣，原來在這個環境中人力需求殷切，更重要的是，我們需要各式各樣的人，越是多元的背景、越能提供不一樣的觀點，所以每個人都有獨特的能力可為共同打造更好的長照環境而努力。

我雖是大學剛畢業沒幾年就進入長照領域，但隨著時間過去，我開始累積經驗。就職的地方正是高雄市的失智據點之一，站在行政協調的樞紐位置上的我，恰能親眼見到長照單位運作的不容易，也和所有夥伴一樣做中學、學中做，一點一滴地在社區照護的第一線累積起寶貴的照護理念和技巧。

說起來，鳳山浸信會承辦高雄市的失智社區服務據點計畫，已有好幾年的經驗。這是一個提供失智症患者來參與活動、幫助延緩失智狀況的場所。在此，工作人員得以陪伴年長者，家屬也能獲得休息的機會，而我正是工作團隊中的一員。

因為在據點服務的關係，我有許多和罹患失智長輩相處的寶貴經驗，也有機會和家屬們溝通討論。從中，我了解到不少失智症患者與長輩，經常遭遇求助無門的困境。他們往往面對病症措手不及，對於如何與患者溝通和進行生活上的照顧更是茫然。更糟的是，時下社會對於這個疾病還很陌生，導致大眾經常忽略了患者與家屬求助的心聲。

就以我們據點中的劉小姐來說吧，她面臨的是阿嬤失智的狀況，但在一開始劉小姐根本連阿嬤生病了都不知道，她單純覺得阿嬤年邁了才容易胡思亂想。事實是，阿嬤在一天中心情會起起伏伏變化大，不時還會懷疑親近的家人要對自己不利，甚至連家人怕她著涼、好意蓋上棉被這樣的舉動，也被阿嬤指控是要把她悶死。

家人開始對阿嬤敬而遠之，本來的主要照顧者是小兒子的太太，但她表示有照顧上的困難，於是改由阿嬤的大媳婦、也就是劉小姐的母親接手照顧。轉為居住在大媳婦家中的阿嬤依然每天對家人提出質疑，往往不假辭色就要人下跪道歉。家人間的相處不僅沒有好轉，反而導致劉小姐的母親在不堪負荷下崩潰了，一時想不開選擇離開人世，徒留給家人滿滿的悲傷。

母親離開後，劉小姐先將阿嬤送回原先照顧她的小媳婦家中，但小媳婦一家的確無法照顧，決定將阿嬤送至安養中心，希望透過專人照顧來減緩壓力。在幾次探望的過程中，劉小姐發現阿嬤的食欲下降，眼神空洞就像是掉了靈魂。劉小姐心疼老人家，顧不得自己已婚又要照顧孩子，還是和家人商量後將阿嬤接到自己身旁。可惜，和劉小姐同住的阿嬤又回到猜忌、不安的狀況，走投無路的劉小姐終於帶著阿嬤求醫，這才知道阿嬤是生病了，而這個折磨人的病症叫做「失智症」。

長年來的疑惑終於有了答案，劉小姐一方面遺憾過去家人在照顧上的疏失，沒辦法更早讓阿嬤獲得診斷，也因此為家人帶來莫大的痛苦。但過去已經過去，接下來該怎麼辦才是更關鍵的問題。劉小姐大量上網搜尋後發現，政府推動失智據點的照護計畫，循線找到我們鳳山浸信會承辦的地點，於是主動帶著阿嬤前來。

剛開始時，劉小姐帶著阿嬤來到據點後就會離開，留阿嬤在據點中參加活動，照顧患者當然是據點的主要功能，但我們知道家屬要好、患者才會好，於是我們告訴劉小姐據點也為家屬組織了支持團體，鼓勵她可以一起來參加。幾次邀請後，劉小姐同意了。

頭一回加入家屬支持團體時，劉小姐連話都沒辦法說就先哭了出來，對這樣的狀況，其實我們早已見怪不怪，知道每個家屬都有一段坎坷的照顧歷程，箇中辛苦往往深藏心底好幾年，不是不想講、是根本沒機會講。等到家屬支持團體中，旁人關懷的問起，這下子長年累積的壓力與辛酸就再也忍不住地衝上心頭了。

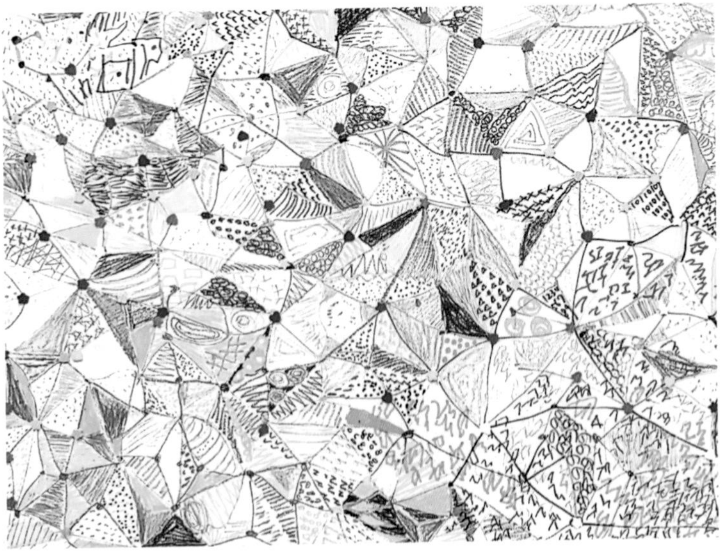

失智據點長輩共同創作

我們耐心給劉小姐所需要的時間，讓她先好好哭一場，慢慢勸慰她：「盡量說出來沒有關係，在這裡的每一個人都願意聽妳說。」

劉小姐好不容易止住了淚，這才緩緩說出自己經歷的一切。聽著顫抖的聲音和看著不停滾落的淚珠，大家都為她感到難過，那天她勇敢說完照顧阿嬤這幾年來家中天翻地覆的變化，我們上前給劉小姐一個大大擁抱，讓眼眶含淚的她浮上一抹微笑。

在接下來的日子裡，劉小姐持續帶阿嬤來據點參加活動，但她不是人送到就離開，她會留下來參與家屬支持團體。家屬們形成互助團體，彼此間像朋友、更像家人，一起分享在照顧長輩的過程中所遇到的困難。透過一次次的團體分享，積壓在劉小姐心中的壓力慢慢獲得釋放，她感受到被大家理解與接納，也因參與據點為家屬規畫的烹飪等各項活動而能轉移心思，為照顧長輩的單調生活中添點色彩。劉小姐忍不住對我們說：

「起初來到據點是為了我阿嬤，沒想到後來連我也抓到一絲希望！因為據點的存在，我終於能在遭遇困難時馬上有個地方可以求助，也讓我有抒發情緒的管道。」

我們慶幸有機會能陪伴劉小姐這對祖孫，但上天給我們的時間總是不夠，一年後阿嬤去世了。回想起這段時日，劉小姐總是慶幸她還有機會照顧老人家最後一年，感謝還有機會讓阿嬤的最後人生是被大家的關愛環繞著的。阿嬤去世後，她常會看著阿嬤在據點這一年內拍攝的活動照片，照片中的阿嬤總帶著笑容、情緒穩定，讓身為家屬的她也跟著微笑。

由己身出發，推己及人

劉小姐感念失智據點全體的幫助，現在的她放下了自家長輩的照顧重擔，卻對長期照顧更感興趣，希望也能參與其中來幫助更多長輩和家屬，相信正是因為她自己親身走過這條艱難的道路，由己身出發後推己及人，所以願意由接受轉變為給予，讓更多還在失智照護路上踽踽而行的家屬們知道不要獨自承擔，只要願意敞開心胸向外求助，必能在失智照護據點中獲得一同前行的夥伴們。

想起劉小姐曾經在據點中參與活動的身影，我總是默默感謝她。她的到來，幫助我理解原來失智據點並不只能幫助失智患者，其實照護家屬也是不可輕忽的重要工作。畢竟長期照護是團隊工作，照顧者要好、被照顧的患者才會好，相反的，若照顧者先倒下了，那患者沒了懂得他喜怒哀樂、生活習性的

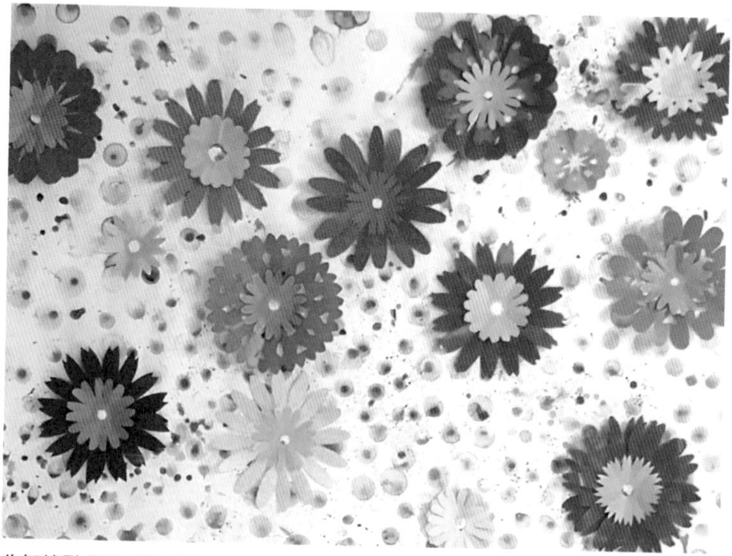

失智據點長輩共同創作

人，又怎麼會快樂呢？

所以在失智據點，我們最基本可做到的就是讓照顧者享有喘息的時間和空間，家屬可以利用這段時間去處理生活瑣事，或者回家好好睡一覺。更積極的意義是，據點能主動幫照顧者安排相關講座，邀請醫療與照護領域的專業人員來到據點，與家屬面對面座談，減少家屬在照顧上盲目摸索的時間。而在所有的活動中，最能發揮作用的當然就是為家屬舉辦的支持團體，讓大家分享自身的照顧歷程、說說心裡話，互相支持、成為彼此的力量。

家屬支持團體要辦得好，首先要建立起團體間的信任，所以帶領者的態度相當重要。他要知道「聽」比「說」更重要，因為家屬需要「陪伴」多過「指導」；他必須重視「等待」更甚於「催促」，因為打開心門的鑰匙是在家屬手中，時機成熟了自會願意分享。最重要的是，必須有開闊的心胸，對家屬的發言採取不批判的態度，畢竟在支持團體中，身旁都是經歷過照護路上千百種情緒的家屬，大家都懂得彼此的辛苦和付出、也包括了憤怒與不甘心，種種無法對外公開、即使親如家人都沒辦法說的難言之隱，在心頭上累積久了都是負擔，唯有透過在支持團體中說出來，才能獲得紓解。

因此，舉辦家屬支持團體時，最好是在一個舒適又能享有隱私的環境裡，成員間避免有太大的變動，帶領者懂得將焦點放在家屬身上，引導家屬們分享經驗，鼓勵發言、增加自信。最好能進一步鼓勵大家創造更多的互動機會，讓團體中的支持力量能加深與延續到團體之外。支持團體的舉辦總是短暫的，但家屬肩負著照顧重擔往往還要走上好幾年，所以透過傳承的方式，讓有經驗的照顧前輩來幫助照顧新手不慌亂，那正是最好的結果了！

林世芬 社團法人高雄市生命線協會／督導

高雄市生命線（以下簡稱本會）長年關注心理健康，在社區和許多服務據點合作辦理「長者心理支持團體」，曾與鳳山浸信會失智據點合辦「家庭照顧者培心團體」。在社區長者服務中發現家庭照顧者的心理健康議題極為重要，照顧者若獨自默默承受，就有可能陷入絕境而自我了結，不但造成社會悲劇，也平白損失了一個照護人力，最終讓被照顧者失去所依，進一步陷入生活與照顧困境。

說起來，人口老化是一個全球性趨勢，未來我們都會老、也都有可能成為家庭照顧者。根據衛生福利部統計，二〇二五年後台灣會成為超高齡社會，長期照護更是刻不容緩；目前台灣有76萬失能、失智及身心障礙者，其中約有55%完全仰賴家庭照顧，家庭往往面臨安排陪伴者在家照顧家中失能家人或長輩的需要。根據家庭照顧者關懷總會統計，一位家庭照顧者平均照顧時間9.9年，每天平均照顧長達13.6小時，真是一份勞心勞力又不能下班的工作！

在前面的故事裡，我們看見許多家庭照顧者的縮影，例如劉小姐的母親對疾病認識、照顧知識和技巧的需求，及在家庭社會支持和心理健康需求都受到忽略，同樣的，被照顧者自然也無法獲得妥善照顧。相較之下，劉小姐這位照顧者則展現了許多不同之處，是值得我們一同探討的地方。

首先，劉小姐運用了專業人員的協助，分擔照顧負荷，進一步正確認識阿嬤的疾病，因而有機會找到適合的社會資源，來到失智據點接受專業人員協助，不僅獲得喘息機會，更在專業人員鼓勵引導下，藉著照顧者團體的支持，讓自己有機會宣洩情緒和獲得理解，滿足自己的心理需求和減低心理壓力。在和專業社工、同伴的互動中，自己的承擔不只被看見，也獲得肯定，增強照顧的正向心理能量，從中學習更豐富的照顧技能，最終讓自己和被照顧的阿嬤都受惠。她從一位接受者茁壯成為給予者，阿嬤雖然走了，她卻成為其他家庭照顧者在社區的支持力量。

劉小姐的示範，見證了照顧不是一個人的事，而是需要整個社區攜手合作，才能打造真正有效能的照顧品質。因此，我想鼓勵大家一起學習，肯定家庭照顧者對家庭及社會的用心，秉持「照顧責任公共化」的精神，認同照顧家人一事對整個家庭和國家都有重要的意義和貢獻，值得被肯定。

但身為家庭照顧者常有迷思：「照顧家人是天經地義的事，沒有甚麼好鼓勵，我每天照顧一個家人，是對社會沒有貢獻的人……」這樣的想法很容易讓家庭照顧者長期處於低自尊、沒自信及沒盼望的感受中，自怨自艾地走上無助絕望的深淵，最後結局就是造成家庭中照顧悲劇與遺憾。我要在此呼籲，我們社會需要給予家庭照顧者更多支持，如果你的家庭中已有家人正擔任照顧者，請「多些傾聽、少些建議；多些鼓勵、少些責備；多些關懷、少些冷漠；多些尊重、少些批判」，讓家庭照顧者因你再次得力。

其次，我們需要關注的是家庭照顧者在心理和照護上的需求，根據家庭照顧者關懷總會網站上公布的統計資料顯示：30%的照顧者有睡眠困擾、70%以上反應心理壓力大。照顧者耗盡精力，卻有著不為外人所知的辛酸與種種挑戰，所謂「做到流汗，被嫌到流涎（台語）」是部分照顧者的心情寫照。而在本會的服務經驗中也發現，照顧者常有的感受不外乎是「責任重、沒時間、沒人幫、沒朋友、沒人權、錢不夠和睡不飽」等等，當這些感受來敲門時，務必要真誠的接納此時的自己，好好看待這些感受與想法，擁抱自己那份不被了解的心，並為情緒找出口。

出口永遠在，學習自我照顧及求助才能走向出口，認識「照顧辛苦、不心苦！關懷五步驟」：

1. 正視負面情緒，不壓抑

2. 給自己營養和開心的飲食
3. 找懂得的人說說心裡話
4. 在家也能動一動
5. 降低自我要求標準

以上都是可幫助紓壓、轉移負面情緒，恢復心力的好方法。若你已經覺得做什麼都無效，不知該怎麼辦、只想逃避一切時，「尋求支持」就是很重要的第一步。你能尋找可信賴的家人或朋友傾訴、洽詢家庭照顧者協會了解資源、上網搜尋離家近的長照據點找到支持、或撥打生命線1995專線找人協談等；以上都是善待自己的好方法，同時也能間接幫助你所照顧的家人，獲得較好的照顧品質。

讓我們共同關心、支持及肯定家庭照顧者，有朝一日當你也要照顧家中老寶貝時，請記得先寶貝自己及懂得尋求資源，讓自己在照顧陪伴家人的路上游刃有餘，彼此生命更加健康與幸福。

7.

藥物非萬能
需搭配照護者的關心一起服用

彭玉君 善逸居家護理所／所長

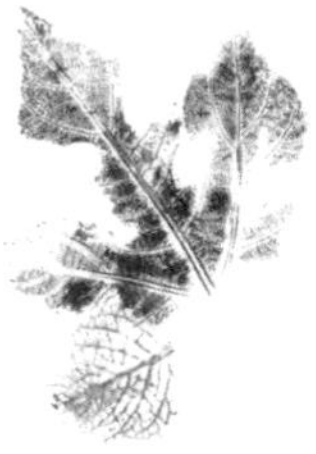
張金淑 阿嬤

善逸居家護理所投入長照領域時日已久，過程中承辦了老人日間照顧中心的服務，也因此認識了罹患失智症的黃阿公，在家屬上班的白天時間就由我們陪伴與看護黃阿公。早年社會上普遍對於失智症不了解，多半以「老番顛」簡單帶過，所以我們算是早期就投入失智照護的拓荒者之一。

雖說是早期接受失智症照護訓練並且投入現場操作的長照工作者，但坦白說，以護理為專業的我們，最初懂得的多半是相關失能者的照護，對於失智患者，我們往往一知半解，靠著邊摸索邊學習的方式來面對，所以當黃阿公因失智症引發問題時，我們難免疏忽了。

例如在某個假日，日照中心依循往例放假一天，我一早心血來潮跑到日照中心，想說巡視一下門窗就走，沒想到一到大門口就看見黃阿公。我很訝異：

「阿公你怎麼在這裡？」雖說黃阿公就住在附近，習慣走路來到日照中心上課，但今天是假日，中心並不開放。黃阿公用帶點委屈的語氣說：

「我來上學啊，門都還沒開，所以我在這裡等你們開門。」當下我忍不住感到心疼，一部分是理解到他竟是如此喜歡到我們的日照中心來，但也疼惜他受失智症影響而忘了今天是放假日，不知道他孤單一人在寒風中等多久了呢？

接著黃阿公因失智症而起的問題行為越來越多，例如他會伸手亂摸人，還有幾回把廚房當成廁所、找個牆角就尿出來，每每引起大家的驚慌和指責。那時候還是新手的我們亂了手腳，第一直覺反應就是請家屬帶阿公去給醫師看看，很希望黃阿公繼續待在日照中心的家屬也照做了，只是從醫院回來後的阿公變得精神委靡，他開始頻頻打瞌睡、清醒的時間越來越短，不再有活力參與團體活動。

很快的，黃阿公的狀況惡化到大小便失禁、無法起床，家屬束手無策，於是忍痛結束阿公在日照中心的日子、改將他送到安養機構，本來大家還期望著阿公是不是能好轉、再回來家中居住和到日照中心上課，得到的結果卻是家屬打電話來說阿公去世了，「謝謝你們的照顧。」家屬帶著淚這樣說。

這句話沉甸甸的壓在所有工作人員的心頭上，我們開始反思黃阿公變化的過程，想知道我們是不是哪裡疏漏了？幾番討論後，我們恍然大悟：調整藥物讓黃阿公出了狀況，他變得雙腳無力、嗜睡、大小便失禁，自此後每下愈況。

但只要歸咎於藥物就好嗎？我很自責地想起，黃阿公的離世其實也和照護方式有關，正是因為工作人員對失智症的理解不夠，所以不知道如何應對問題行為的我們直覺性的想到「看醫生、吃藥」，但當長輩換用新藥後，我們又對用藥帶來的改變不夠警覺，沒能即時提供長輩和家屬所需要的專業照顧。

黃阿公的離世是我心頭上的一根刺，讓我心痛、也讓我警醒，我知道自己的不足，於是開始展開失智照護的學習旅程，哪裡有相關課程可上、我就往哪裡去。我也因此訂下新規定：對於接受日照服務的長輩們，我們都會主動要求家屬提供長輩每日服用的藥物來做全面的檢視，更重要的是，所有工作人員都要記得藥物不是唯一的解決方法，面對失智症患者，我們都要盡力理解他們的問題行為的起因，先嘗試以非藥物的方法來解決問題，不讓失智長輩依賴藥物、甚至因此受害。

以這樣的精神，我帶著團隊繼續投入長照服務，隨著經驗的增加和政府政策的推展，幾年後我們在社區中開設了失智據點，也再度有機會面對長輩的用藥問題。

故事的開始是這樣的：每天早上我會開車把長輩從家裡接到據點開始一天的活動，長輩們笑說自己要去上課，習慣性稱我為「老師」。那天我一如往常開車抵達，要上課的長輩早早就在門口等，左鄰右舍的長輩們即使沒參加據點活動，也一如往常聚集在門口聊天。我來過好幾次了，對這群阿公阿嬤的面孔早已熟習，所以下車掃了一眼發現就少了阿淑阿嬤。我問：「阿淑阿嬤怎麼沒出來跟和大家聊天呢？」

長輩們七嘴八舌搶著回答：「她中風又跌倒啦，現在人昏昏沉沉的，有外勞陪她在家。」說著說著開始出現憂慮的語氣：「老師啊，你可不可去看看她、讓她去你們那邊上課？」

我一聽長輩中風當然放不下心，立刻向大家詢問阿淑阿嬤的地址，現場一位老人

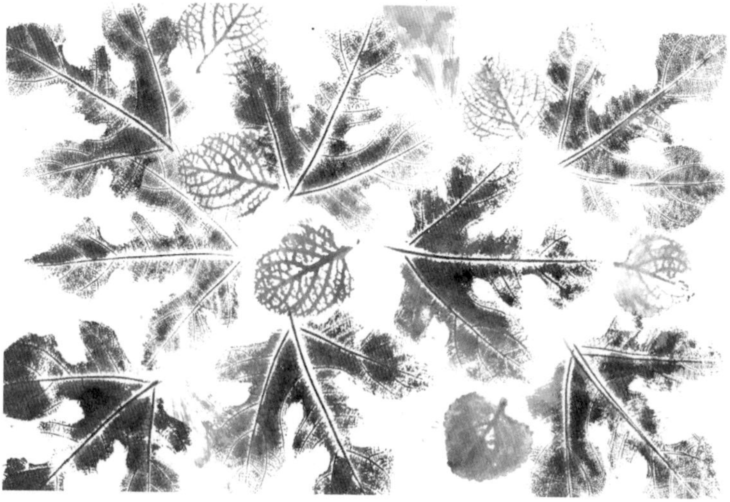

張金淑 阿嬤

家馬上自告奮勇：

「我帶你去！」

我們一進門就見到阿淑阿嬤兩眼失神的躺在床上，狀況真的不太好，外籍看護說不清楚阿嬤的變化，於是我透過電話聯絡上阿嬤的媳婦，弄清楚了阿嬤遭遇中風、住院期間又確診罹患了阿茲海默症。

我知道在這樣的狀況下，阿淑阿嬤一人和外籍看護在家並不能得到妥當的照顧，於是立刻問：「可不可以讓阿嬤來我們失智據點參加活動？」

「可以嗎？」家屬又驚又喜，「如果可以每天去，就能改變她一直躺在床上不起來的習慣了。」

於是我們很快的安排好阿淑阿嬤到據點的相關事項，隔天我再度開車沿途接長輩上課，其中一站就來到阿淑阿嬤的門口。我一喊：「阿淑阿嬤我來了！」就見到外籍看護推著坐在輪椅上的老人家慢慢走出來。

那個畫面讓我忍不住心酸，想起過往的阿淑阿嬤好活潑，總是帶著笑臉、元氣十足的大聲說話，但現在的她，面無表情，問起話來，她只會點頭或搖頭。若真要她開口，她就很勉強的一個字、一個字慢慢說，脾氣上來了還會不搭理人。

阿淑阿嬤抵達據點後，社工看到她的狀況也嚇了一跳，想了想，決定從運動開始，眼見阿嬤似乎全身都失去力氣，於是先請外籍看護在旁協助長輩做運動。但阿嬤明顯沒有參與的意願，往後幾天她常常請假缺課，多半是說自己身體不舒服，有時也會直白地以想睡覺或天氣不好而拒絕出門。

藥物的調整，改變了根本

我覺得狀況不太對，於是找了社工一起討論，靈機一動檢視阿嬤的藥物，立刻發現，其中有幾顆含有讓人身體無力和嗜睡的成分，於是我再度聯絡家屬，商請她在下次帶阿嬤回診時和醫生討論看看是不是能調整藥物，好振作阿嬤的精神，但或許醫師有他的考量，決定維持原先的用藥。

於是阿淑阿嬤繼續斷斷續續、有一搭沒一搭的來據點，大家看著她走路一天比一天吃力，神情越來越淡漠，越來越不願意回應大家的對話，就像是失了魂。我們左思右想還是認為藥物副作用是關鍵，於是鼓起勇氣探詢家屬願不願意換個醫生試試，或許能獲得另一個看法。家屬接受建議，諮詢另一位醫生的建議，很幸運地這位醫生做出了適度的調整。

換用新藥後，阿淑阿嬤起初幾天還是老樣子，但漸漸的，我們看到改變了，她請假的次數明顯變少！除了回診日，她幾乎每天都到據點來。上課過程裡，我們持續不斷地邀請阿淑阿嬤一起做運動，她也越來越願意跟著動。終於有一天當我去接她時，阿嬤是自己走出家門的，她長久來倚賴的輪椅已不見蹤影。我興奮地鼓勵她、請她繼續加油，她很有力的回應我一聲：

「好！」

阿淑阿嬤變了！她在上課過程中賣力運動，和同學與老師間展開熱烈的對話，還能獨立創作，她臉上露出開心的笑容，我覺得中風前的阿淑阿嬤慢慢地回來了。

幾個月後，我和同事談起阿嬤的變化：「她能自己行走，不再需要包尿布，她會跟主動找我聊天，開始回到過去那個活蹦亂跳又愛笑的長輩了！」我們又驚又喜，知道除了據點同仁們的努力外，也要感謝阿嬤家中照顧者的配合，當然更不能忘了這些改變，是起於藥物的調整。

現在阿淑阿嬤已經是我們的固定班底了，有幾回我聽見長輩閒聊起來，她會感慨的說：「真不敢相信我還能自己走路，不需要別人幫忙！」阿嬤的老同學點頭附和：「我也不敢相信，我曾經以為妳不能來了呢，現在能這樣真是奇蹟！」

阿淑阿嬤帶著充滿驕傲的笑容勉勵大家要自己多努力、千萬不要輕易就說放棄，這一幕真是據點中最美麗的風景了！

8.

日常活動安排好 問題行為自然少

劉容甄 台灣全人關懷照護服務協會／家庭照顧者

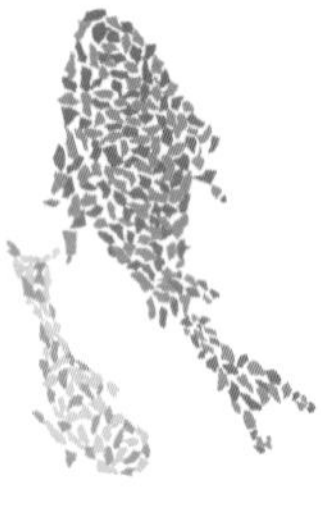
鍾春妹 阿嬤

多年來我與母親一起生活，這兩年她開始出現失智的症狀，生病前的媽媽活潑外向、喜歡與人互動、常常到處趴趴走，但幾年前家人接連的離世，導致她情緒低落，加上家人顧慮安全，限制她自行騎機車出門，於是媽媽的社交生活開始退縮，陸續出現不愛出門、不愛說話以及記憶力減退等異常現象。

驚覺媽媽的退化後，我想起曾聽聞政府為年長者在社區內設置了據點，讓他們能在白天時一起參與活動，於是我開始上網搜尋，先帶母親到一個上下午都提供服務的失智據點，主要顧慮是當時的我白天需要工作。

一開始媽媽就很抗拒，每天早上要出門時，我們都要像拔河一樣，拉鋸一番才能把她送到據點，之後我再急忙地趕著上班打卡，整個過程讓我回想起小時候媽媽送著不情願的我，去上學後再去上班的記憶。這個過程對雙方來說並不愉快，我常是狼狽地走進辦公室，但想到在據點的媽媽有人陪伴，我就放心多了。

不幸的是，很快的我們就遭遇到問題。據點的社工打電話來，他委婉的說：「劉小姐，妳媽媽上課時常會用水杯敲打桌子發出聲音，除了會伸手摸我們的夥伴之外，最近有時還會出手推其他長輩，我們擔心長輩會跌倒。請問她平常會這樣子嗎？」

我說媽媽在家並不是這樣的，對於她造成據點的困擾，我真的很抱歉，更擔心這是不是代表媽媽退化得更快了，於是趕緊帶母親回診。醫師聽完描述後告訴我，這應該是代表母親對環境的不適應，建議換個據點試看看，於是走出診間的我再次上網搜尋失智據點。

這回找到的據點，鄰近我的工作場所，嘗試一段時間後，媽媽的確情緒穩定多了，但出現的新狀況是母親會在眾人午休時間到處走動，影響旁人、也間接影響到下午課程的進行。工作人員討論後，請我把家中的抱枕帶去，想嘗試看看媽媽是否願意抱著熟悉的物品後坐下來休息，我也利用午休時間到據點陪她，希望能讓她願意休息一下。

可惜這些努力都失敗了，於是只好將母親改為只去上半天，午餐後就由交通

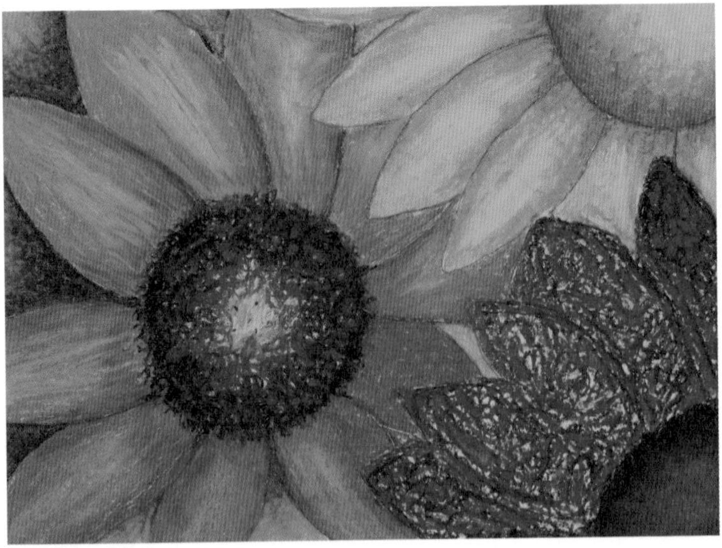

鄭陳菊梅 阿嬤

車送回家。我當然無法放心上班，總是在下午掛心著、不時打電話回家探問母親的狀況。壓力讓我難以承受，同事都看出我的疲倦而頻頻探問：

「妳還好嗎？」

我終於下定決心離職，勉為其難撐到了離職日，我心想在開啟下一階段的職場生涯前，至少可以好好陪伴母親。同時我想讓她回來住家附近的地點，在接送上會比較方便，於是上網搜尋後，我們來到位在中山新城、由台灣全人關懷照護服務協會承辦的失智社區服務據點。

在我們抵達的第一天，協會秘書長就熱情地打招呼：「阿姨早！」他親切的握著媽媽的手、歡迎她來上課。我看見據點裡的長輩們笑容滿面、精神抖擻，但在我身邊的媽媽卻是緊抓著我、一臉的不安。我多麼希望她也能像其他長輩們一樣在這裡開心上課啊！回想起媽媽在前幾個據點的種種不適應狀況，我決定先陪著她一起上課，希望能減緩她的焦慮。

觀察幾天之後，我看見媽媽還算是能安穩的參與據點活動，社工也建議我可以試著讓她自己上課，逐漸減少對我的依賴。於是我們展開試驗，起初早上離開時還是免不了一段母女間的十八相送，還好據點內的志工們總是能成功轉移她的注意力，比如請她先坐下來量血壓、或說女兒只是去買菜等一下就回來了、也不吝稱讚她的作品。漸漸的她上課越來越專心，有時就連我到了據點，她也沒發現呢。

但話說回來，媽媽不時伸手觸摸工作人員的習慣還在，有時還會偷捏一下，這回工作人員沒有制止她，而是故意演出苦肉計：「阿姨，這樣我好痛哦！」幾次下來，媽媽感到不好意思，真的就停止了偷捏人的舉動。至於上課時用水杯敲打桌子的老習慣，經工作人員和我討論後猜測純粹是想引起注意、得到關心，所以工作人員更加頻繁的主動找她說話：

「阿姨，如果妳有什麼需要或是要找我們，就揮一揮手，我們看到就會過來了，不用敲杯子，杯子敲壞了還要花錢買一個新的哦！」這句話正巧打中了老人家愛惜物品的心，也就逐漸不再敲桌子了。

就在媽媽開始慢慢適應據點、穩定上課、與長輩們的相處狀況越來越融洽時，竟又來了個新狀況：媽媽在家中跌倒骨折，開刀打了釘子，有三個月的時間都需要坐輪椅。坐著輪椅的媽媽，生活大小事都需要有人協助，心情也受打擊，剛開始新工作的我只好先放棄上班，再度全職陪伴。

媽媽覺得自己坐輪椅不好看，加上行動不便出門很麻煩，變得不願意出門去據點，我馬上向據點求救，秘書長很厲害，先透過電話關心：

「阿姨啊，大家已經好多天沒看到妳，很想妳，都在問妳怎麼沒來上課耶。明天要來哦！我們等妳哦！」

媽媽感覺到同學掛慮，終於同意讓我推著輪椅送到據點，一進門長輩們立刻圍上來關心，媽媽露出了受傷後難得的笑容，一旁的我深刻體會到長輩們的打氣加油原來能提供這樣大的動力，遠比我在家好說歹說都還有用！

在我陪著母親於失智據點活動的過程中，我越來越體會到照顧真是一門專業，不知不覺開啟了對長照領域的興趣。我想多學一點，於是在秘書長的鼓勵下，我參加據點每個月固定舉辦的家屬照顧課程，課程內容豐富，例如邀請泌尿科醫師主講泌尿系統保健，由語言治療師指導長者口腔訓練、吞嚥照護，以及營養師現場示範預防失智症飲食，和失智照護營養等，都非常的實用。原來據點不是只能提供對失智長輩的幫助，同時間也是家屬莫大的支持力量呢。

我更因此而去報名上課、完成了照顧服務員訓練，接著陸續參加長照相關的培訓課程，更開始進入社工系選讀。原本是商學領域的我，怎麼也沒想到因為照顧母親的過程讓我的生命來了個大轉彎，我從單純的尋求長照資源，慢慢的，因著興趣、更因為相信照顧是一門專業，於是主動地將自己轉變為能提供服務的助人者。

專業的訓練加上自己長年來身為家庭照顧者的經驗，我開始成為新進家屬求助的對象。比如，同樣是家庭照顧者的陳阿姨，就曾跟我討論起罹患失智症的先生有猜忌、不願意出門的狀況；蔡阿姨的女兒覺得，重聽的媽媽越來越退化，詢問我下課回家後可以帶媽媽做那些活動。我很榮幸能為家屬們提供一點建議，同時發現，過去被我視為阻力的病症問題，不知何時開始成為幫助我前進的動力，我已經不只是據點中的家屬，反倒開始成為據點的工作夥伴，在照顧母親的同時也能照顧其他長輩們。

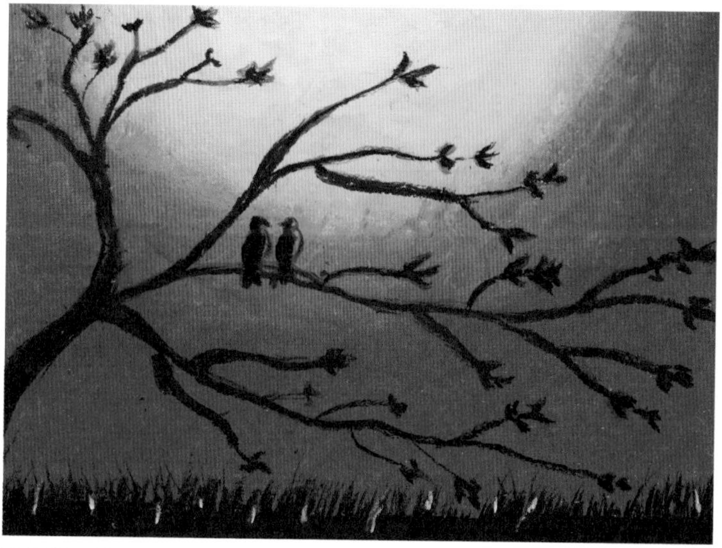

張瑪麗 阿嬤

從家屬晉升為專業照顧者

能像這樣在職場上邊工作邊照顧媽媽，我真的覺得很慶幸，這根本是過去從來沒想過的可能性。因著家屬的身分，我發現自己更能同理家屬遭遇到的心理壓力，畢竟無奈、抱怨、崩潰、抓狂等種種情緒，可是一個也沒少的在我家上演過啊。

我想起陪著先生來據點上課的王媽媽，她已經照顧罹患失智症的王伯伯將近10年了，可想而知這當中有多少的心酸血淚，但更不容易的是，王媽媽臉上時常掛著笑容。還記得，有次看到王媽媽一臉不高興地走進據點，我關心問她怎麼了，王媽媽一股腦兒的說出從前一晚睡前到早上起床、再到出門上課，這段時間裡王伯伯的各種不配合，我還在思索要怎麼想辦法的時候，沒想到王媽媽心情已經平復，走回座位、準備上課了，我才反應過來，原來王媽媽需要的是傾聽，由於兒女都不在身邊，與外籍看護的溝通又有限，王媽媽需要有一個抒發情緒的出口，而據點夥伴知道後都很樂意當她的垃圾桶，所以現在即使王伯伯偶爾還是會惹她生氣，但王媽媽知道她可以到據點「倒垃圾」，只要到據點跟夥伴們聊聊，開朗的王媽媽下課後又可以笑瞇瞇的牽著王伯伯的手回家去。

在據點工作一段時間後，我開始能體會失智長輩的問題行為不是故意，或許那是他們唯一能對外表達的方式，所以患者們需要的是被理解、被接受、被尊重、被肯定，那麼用心看見長輩的生命價值就是長照夥伴們的專業能力了。

例如，據點中有位爺爺很有外國紳士的風範，若你伸出手來跟他打招呼，無法言語的他便會將你的手拉到嘴邊親一下表示友好，這在國外也許是很普遍的禮儀，但在台灣我們沒有這個習慣，尤其是女性的長輩更是不能接受，心裡覺得不舒服，幾次下來大家便不敢太接近，刻意與爺爺保持一定的距離，看到爺爺受傷的神情，據點夥伴們知道他其實沒有惡意，也都了解如果直接制止、否定失智患者的問題行為，不但沒有辦法改變他們，反而可能造成反效果，引發他們更多的情緒反應。

這個時候，我們可以做的是引導而不是控制，於是大家開始討論有沒有可能讓爺爺用其他方式跟大家打招呼呢，有夥伴想到了爺爺以前是軍人啊，於是我們決定試試看用舉手禮的方式來跟爺爺打招呼。隔天早上爺爺來到據點時，夥伴立刻上前立正站好、行舉手禮說：「爺爺好！」想不到爺爺馬上直覺地舉起手來回禮，其他長輩們看到了覺得有趣也跟著這麼做，漸漸的爺爺開始習慣用舉手禮打招呼，也就不再以親對方的手來表達問候了。

回想這一路來帶著媽媽四處換環境的過程，我常笑說古有孟母三遷，我則是孟女三遷。還好，媽媽在不同據點流浪的日子終於結束了，現在的她還是較少言語，但從她宏亮的歌聲以及五彩繽紛的作品裡，我又聽到、看到那個活潑的媽媽。

我知道媽媽和生病前不一樣了，但是我告訴自己，人總是會變的，她變了、我也變了，她在中山新城據點找到歸屬感，我也在這裡因為轉換職場進入長照領域，進化為照顧者 2.0 版。我珍惜能有機會和時間可以陪伴長輩們，同時透過照顧的過程學習如何健康的老化，說起來這也是為自己將來的生命變化提早做準備。

就如大家所說的「陪伴是最好的愛」，我以陪伴的方式愛著我的母親，相信每一位家屬也都有這樣的心意。長期照顧工作真的是很辛苦，一路上每一步都不容易，我已走到這裡，但不代表已經克服所有困難，未來必然還會有新的挑戰、新的關卡等待著，但因為有了失智據點以及上上下下所有的夥伴，身為家屬的我可以不用獨自面對問題，讓我有勇氣和信心面對未知的將來。

陳思帆 高雄長庚紀念醫院／臨床心理師

失智症患者的長期照顧，絕對是一項困難又艱鉅的挑戰。根據過去的研究調查發現，許多照顧者經常是在自己親近的家人罹患失智症以後，才開始認識什麼是失智症，還有如何跟失智症患者相處並且給予妥善的照顧。因此，面對失智症患者隨著認知功能的退化，在不同的病程當中出現不同的行為表現時，了解患者出現這些干擾行為的原因，並且彈性的調整照顧與行為因應的方式，是維持良好的照顧品質的重要因素之一。

在閱讀劉小姐這篇文章時，身為一個長期與失智症患者及其家屬相處的專業人員來說，內心有著相當程度的激動與感動。一個人的想法、情緒與行為表現，是個人的大腦如何對人、事、物及所處環境的因應。而每個人雖然有著外觀類似的大腦，卻對於同樣的人、事、物有著不同的反應方式，因為每個人在過去成長的過程中所累積的經驗並不相同，所以衍生的因應方式也不相同，因此在面臨失智症患者異常的行為表現時，以了解人的大腦為專業的臨床心理師經常主張，家屬或照顧者應該先去認識這個患者過往的經驗，可能在干擾行為出現的當下，觸發此行為表現的想法及可能原因（例如：過去曾有被偷竊的經驗者，也許在東西不見時，更容易懷疑東西被偷），並且透過各種不同的方法（如：移除觸發的刺激、轉移注意力等），來降低失智症患者的干擾行為。

在臨床上，許多照顧者或家屬面對問題行為時，或許是對照顧方法的不了解，經常以藥物作為第一線的考量，而非去了解長輩到底發生了什麼事情。在閱讀劉小姐的文章時，我發現在她的照顧過程中，與專業人員的互動非常良好，用心的去了解母親在據點中可能引發不適應的原因，並且嘗試用不同的方式（例如：拿母親熟悉的抱枕增加安全感）來因應當下的干擾行為，雖然嘗試結果有成功也有失敗的經驗，但劉小姐在照顧過程中的投入，及不畏懼挫折及挑戰的精神與表現，實能成為其他照顧者的典範。很多失智症患者的干擾行為，也許只要透過照顧者仔細的觀察與調整，不必刻意使用藥物、或者透過強制行為約束等方式，即可降低患者的行為干擾程度，如文中提到據點中的爺爺過去為軍人，因此採用他所熟悉的方式打招呼，成功減少在我們的文化之下所不習慣的招呼方式。

藥物並非不能使用，藥物仍有其優點，例如：效果快速，但若患者的問題能夠在不需使用藥物的情況之下即可改善，那麼也許不應該把藥物當作首要的考量。失智症患者在認知功能下降之後，不僅記憶力大不如前，可能語言表達及各項維持生活功能所必備的能力都會產生困難，面對環境的適應能力也可能因此變差，他們的行為表現，也可能會隨著不同的疾病進程而有不同的展現，甚至每個患者所適用的照顧方式也可能有極大的差異，也沒有所謂最好的照顧方式或者標準答案，仔細的觀察、了解與彈性的調整，找到最適合患者的照顧方式，是照顧者在整個照護的過程當中，需要不斷學習的地方。而這整個照顧的過程既漫長又艱辛，也絕非單憑一己之力，即可輕鬆擁有良好的照顧品質，因此適度的與專業人員互動討論，不僅可以建立正確的照顧知識，也可適度的釋放照顧的壓力，甚至可能像劉小姐一樣，將壓力轉為助力，在照顧的過程中找到第二專長，也發展出自己對照顧的自信心，並有能力協助其他的照顧者，減少因照顧壓力而崩潰的可能性。

9.

時到黃昏不迷惘 幫你因愛不迷路

張得滿　愛耆扶慈善關懷協會／社工

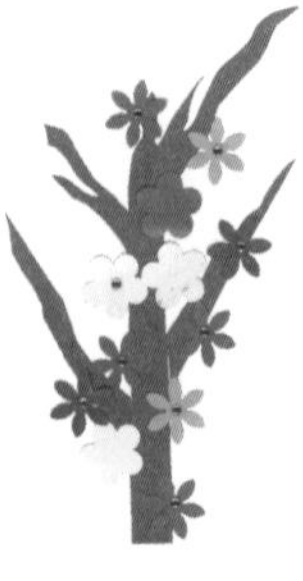

張雪 阿嬤

愛耆扶慈善關懷協會自民國一〇一年起開辦社區照顧關懷據點，為健康和亞健康的阿公、阿嬤舉辦健康促進運動和各項手作課程，中午大家會一起吃飯，人數最多時可高達60多人，據點的生活就在熱熱鬧鬧的氣氛中度過。

但老人家總是身心健康狀況多，許多長輩有輕度失能或失智的症狀，有時候變化是在不經意間因著工作人員的警覺被發現的。例如，李阿嬤不知何時起常莫名的發脾氣，不時與人爭吵。剛開始時大家多所包容，但爭執越來越頻繁，要真問起來會發現生氣的理由好像也沒那麼嚴重。來據點的長輩們私下碎碎唸說她是卡到陰了，聯合起來排斥她，現場氣氛日漸火爆。還好工作同仁畢竟受過訓練，拿阿嬤的狀況請教專家、並請家屬帶去就醫，大家這才確定阿嬤是罹患失智症了。

這個例子讓據點同仁更有警覺心，加上長輩們越來越年長，我們逐漸發現更多長輩產生失智的狀況，於是將單位轉為失智照護型的據點。剛開始挫折不少，因為許多長輩對失智症沒有足夠的理解，普遍抱持著負面的印象，不想與失智症患者待在同一據點內，幾位長輩因此不再前來，但我們知道失智症長輩和家屬的迫切需要，因此咬牙堅持下去。

的確，失智症長輩與家屬遭遇到的照顧壓力非常大，還不見得都能獲得足夠的幫助，於是我們除在據點中照顧失智長輩外，也積極為家屬舉辦課程和支持團體。漸漸的，照顧失智長輩的家屬們開始找上我們。例如，擔任護理師的王小姐，就帶著確診失智的母親來到愛耆扶失智據點。

王媽媽曾發生過溜出家門卻找不到路回家的狀況，讓擔心的家屬四下找了好久才把人帶回家。我們一知道這個問題，馬上協助家屬為王媽媽申請愛心手鍊，也買了有定位功能的手錶，期望若走失狀況再度發生時，可以更順利的找到人。

當然，日常生活中，我們要更加留心王媽媽的動向，互相提醒不可以讓她獨自一人出門以防走失。但百密一疏，意外還是發生了，說起來，這還和王媽媽的另一個問題有關：每當接近黃昏，她就會出現黃昏症候群，總嚷著要回家，但家屬都還在上班呢，於是大家就要努力把王媽媽留在據點內。

那天趁大家一不留意，王媽媽溜出據點，我們發現時都嚇壞了，立刻分頭尋找，幸好很快的在不遠處的捷運站門口見到她的身影。據點同仁立刻上前，遠遠的就先微笑打招呼。

王媽媽很驚奇：「你認識我喔？」

工作人員點點頭：「我們很熟喔，我是來帶妳的啦。」

另一位同仁馬上開車抵達，將王媽媽載回據點，一路上還特意拉著王媽媽聊天，天馬行空的聊，就是要讓王媽媽忘了想回家這件事情。

這個經驗讓工作同仁體會到家屬平日照顧失智長輩時擔驚受怕的壓力，難免有志工提問：「既然會怕走失，為什麼不乾脆把大門關起來就好？」我們很認真的請大家將心比心想一想，就像我們不喜歡感覺到自己被強迫閉關，眼前的長輩們即使失智了，也和大家一樣，不喜歡感覺自己是被拘束的。更何況，避

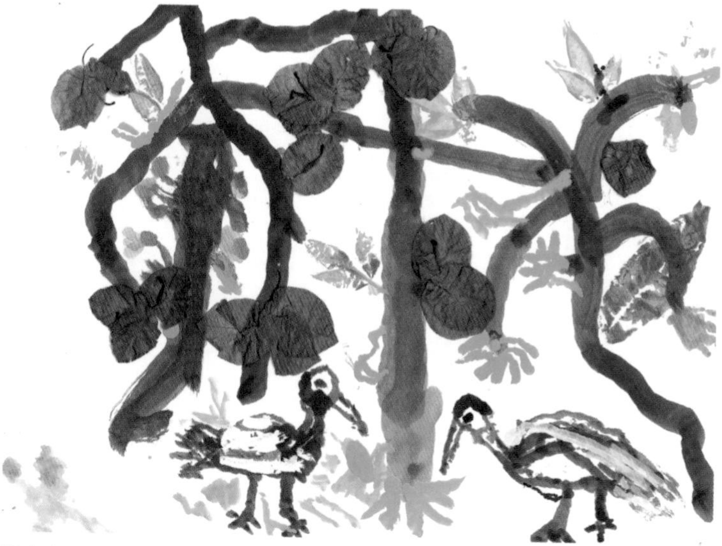

張水成 阿公

免走失，關門並不是唯一的方法，甚至可能不是最好的方法。以王媽媽的例子來說，她溜出門的起因是因為黃昏症候群，所以除了所有工作人員需提升警覺心、更加緊密的看顧外，我們應該要想辦法幫助王媽媽面對黃昏症候群。

於是我們特意幫助王媽媽找同伴，剛好據點中的阿菊阿嬤和她很有緣，兩人感情好得像姊妹，常相約去上廁所、上課和用餐，想來在兩人一組行動下，應該不會再有迷路的狀況了吧？我們這樣想，怎麼也沒預料到很快的這兩位長輩就讓大家受到不小的驚嚇。

這回狀況還是走失，兩位老人家趁大家沒注意的時候一起走出據點大門。工作人員一發現立刻分頭找人，另有人通知家屬和警方，警察馬上來到據點，我們將兩位長輩當天參與活動的照片提供給他們，好幫助搜尋。正在慌亂的時候，警察接到訊息說有民眾在鄰近地區看見一位老阿嬤跌倒在路上，已經報警、也將人送往醫院了。

據點立刻派人趕往醫院，一看果然是阿菊阿嬤，她受到驚嚇，口中喃喃說要回家，沒辦法說清楚和她一起出門的王媽媽到哪裡去了，正當大家不知如何是好的時候，王小姐打電話聯絡據點，原來是王媽媽自己招了計程車回到家中。

兩位阿嬤有驚無險上演這齣戲，讓據點上下遭到不輕的驚嚇，也讓家屬警覺長輩或許需要更進一步的照顧，於是阿菊阿嬤的家屬讓她轉到日間照顧中心。少了好姊妹的陪伴，這下子王媽媽黃昏症候群發作起來就更嚴重了，於是工作人員們更加認真，搬出十八般武藝就是要把王媽媽留在據點裡面。

長輩走失該立即處理

在這個過程中，大家都學到不少，例如報警協尋這個重要步驟，一般人若是失蹤了，警方要等到24小時過後才會啟動協尋，可是當走失對象是失智症患者，警方會立即受理報案，這也是我們常對家屬耳提面命的重要資訊，畢竟失智患者一迷路就是面對立即的危險，加上天氣惡劣，失智者缺乏自我保護的能力、也不懂得如何求救，許多遺憾就此發生。

另一個我們慎重交代照顧者的是，請頻繁的拍照。因為緊急狀況發生時，照片就是關鍵，例如警察搜尋時需要照片辨認外貌長相，更需要知道失蹤當下患者的穿著來協助辨識。許多照護機構裝置攝錄儀器，活動中也常拍團體合照或專為個人拍照，這些方法在平時能記錄長輩們的活動、留下美好回憶，更能在長輩失蹤的緊急時刻，即時幫助大家知道失蹤者的樣貌和衣著。

這個方法對居家照顧失智長輩的家屬來說也很適用，我就常建議家屬每天找機會幫長輩拍一張照片。當然，只有照片還不夠，家屬可以帶長輩到各縣市警察局辦理失智症患者的指紋捺印和人臉辨識建檔，若長輩走失了，警方就可以透過這兩個方法來協尋。

此外還有許多可避免失智患者失蹤的好方法，例如幫長輩申請愛心手鍊、買定位手錶、衣服內縫上個人資訊或辨識碼等等。若失智長輩排斥這些穿戴裝置，我們可以說成是祈福保平安的物品，或特別為他購買的禮物，巧妙地找到投其所好的方式來幫助長輩接受。

至於在王媽媽的例子上，失蹤和黃昏症候群有關係，所以協助王媽媽面對黃昏時刻的情緒不穩問題，就變得非常重要。我們觀察到季節和天氣的變化會影響王媽媽的情緒，她會在氣溫低或陰雨天時表現出更明顯的黃昏症候群狀況，常說的想回家原因包括：煮飯、照顧小

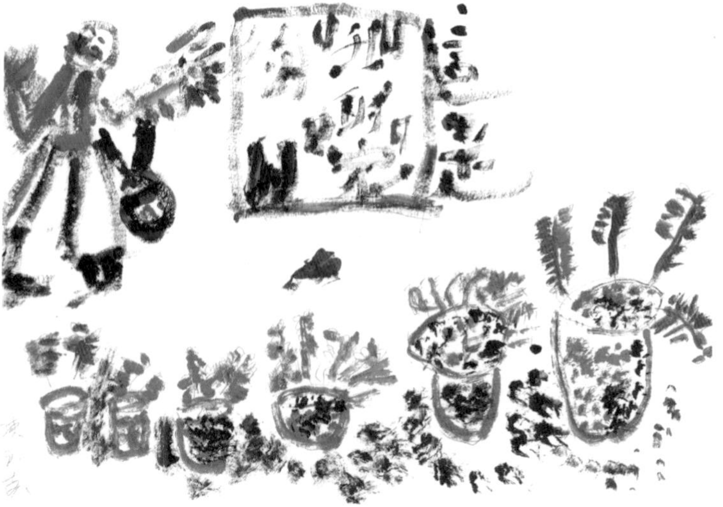

王陳玉英 阿嬤

孩、餵食雞鴨，有時候她忘記父母早已亡故，還以為自己仍在孩童時期，也會說出要趕回家是怕父母親尋找這樣的話語。

據點所有同仁結合家屬的力量要打消王媽媽想往門外跑的衝動，我們嘗試過的方法包括，拉著她談話來轉移注意力，也試過打電話給家屬，請他們透過電話要老人家在據點留下來。這些方法需要不時的變換，因為可能前一天有用，隔天就會失效了。

長久下來，我們發現最好的方式還是拉著王媽媽聊天，將她的思緒轉移到其他的事情上。另一個轉移注意力的方法是善用她對唱歌的喜愛，只要把麥克風放到王媽媽手上，音樂一下，她就會開心唱起歌來，工作同仁鼓掌叫好，鼓勵她一首接一首唱下去，也就忘了想回家這件事了。

隨著王媽媽日漸退化，王小姐告訴我們母親開始出現即使人在家裡還是嚷著要回家的行為。她有點不知所措，也因為照顧壓力對母親產生怒氣。我趕緊提醒她王媽媽畢竟是位失智症患者，病症影響了她的記憶和認知能力，所以她不是故意要造成兒女的困擾。相反的，對現在的她來說，心目中的家是她小時候的家，已經不認得這個她居住到老的環境，難怪會要求要回家了。

照顧王媽媽的過程讓大家獲得許多珍貴的經驗，其中之一是我們開始理解失智長輩的狀況是不停的變化著的，每個人都有自己的情緒和照顧困難，照顧者每天要面對的挑戰都不太一樣。的確，照顧失智症患者並不容易，但他們就是我們的家人，過去都有自己的生命故事，現在罹患失智症的他們更需要大家的疼惜。我相信只要透過團隊齊心合作，加上適時的引導和正確的照顧知識，我們一定能度過一個又一個的難關。

朱哲生 高雄榮民總醫院精神部／主治醫師

這個故事精準的體現照顧失智患者的辛苦，在我的經驗中也見過不少為黃昏症候群和迷路所苦的患者家庭，這個現象是因為黃昏症候群和迷路可以獨立發生，卻也有可能互相關聯，我特別感謝照護現場能提供這個精采的故事，方便我們更進一步的討論。

黃昏症候群在字面上雖有「黃昏」二字，但臨床上所見現象多是自下午三點起，患者就有可能開始出現混亂狀況，甚至會持續到深夜。處理黃昏症候群的主要原則就和處理其他問題行為一樣，最主要靠照顧者耐心引導、想辦法轉移注意力，盡量避免硬性阻止患者的行為，因為阻止可能導致患者情緒更加躁動不安。照顧者間更不要相互指責，畢竟這是一個因失智症引起的認知受損後才產生的現象，沒有任何人想故意造成別人的困擾。

因為黃昏症候群可能是患者在日夜時空認知上有困擾，因此當天色漸漸暗下來後，建議照顧者可以從增強光線這一點上來著手。比如室內開始昏暗了，那麼乾脆帶患者出門走走，順便吹吹風、感受溫度變化，這些在感官刺激上都能帶來很好的增強效果。

若是不方便出門，那麼打開燈光就是必要的，讓室內環境看來明亮，除能提振精神外，也能減低患者產生幻覺的機會，常見到患者因為認知功能退化的關係，可能會將隨意散落地上的電線看成蛇，所以建議家屬要將電線拉直整理好，再輔助明亮的燈光，就不易造成患者的驚慌。當然，燈光太亮也不好，有時候大片玻璃窗容易在強烈燈光下出現倒影，長輩視力本來就已退化，再加上失智症的影響便容易覺得鬼影幢幢、心生不安。

除了眼見幻覺之外，失智症患者亦可能會伴隨幻聽的症狀，有時候這會間接造成失智者外出後反而找不到回家的路的現象，例如患者會表示有人在門口叫他，叫他的人還可能是已經過世的親友，患者想著要去回應，便往大門口走，一走出去就迷路了。

因此我常建議照顧者此時最好的方式是坐下來和患者談談，藉由談話轉移注意力，比如患者可能會忘記現在所處的環境就是他長年居住的家，黃昏時候到了就說要回家做飯，於是想走出大門口。家屬怕他走出門迷路了，但又沒有辦法陪著他出門散步，那就不妨坐下來談：你要回家做什麼呢？煮飯啊。那你打算煮什麼？要不要先去買菜？要買哪些菜我們可以先寫下來？這一番討論下來其實也是一段時間了，此時患者的思緒已經被導引到其他方向。接著家屬順勢邀請：「現在是晚餐時間了，飯都煮好了，你先一起來吃吧，吃完飯後再出門散步。」

照顧失智長者的方法百百種，就看照顧者如何臨機應變，我想提醒辛苦的照顧者：很多時候我們不會一次就成功，但多失敗幾次就會累積經驗、很快地抓到應對的訣竅。不論哪一個方法，只要有效並且奠基於對患者的尊重之上，就是好方法。正是因為我們理解這是因病症引起的問題行為，所以與其硬性阻止或事後指責，還不如事前就盡可能做好安排。例如我們可以先關心患者的吃喝狀況是不是足夠，午睡對患者的精神有幫助，但也不要睡太久（一般建議半小時就夠了，最多不要超過一個小時），造成日夜顛倒就不好了。

在這裡特別提醒大家要重視患者的吃喝狀況，除了量、更要重視質。有一位我曾照顧過的病患，她是八十幾歲的阿嬤，已經到失智症中度的階段，她常情緒低落，總是說自己渾身都是病，特別抱怨渾身滾燙、就像發高燒，甚至吃東西時嘴巴會痛到進食困難。其實阿嬤的體溫量起來都很正常，所以看在不懂失智照護的人眼中，很容易會誤解她是故意找麻煩，直到後來阿嬤幾次住院，醫護人員透過抽血檢查後發現，阿嬤的症狀不穩定的時候，血鈉一定明顯偏低，只要補充了鈉離子，阿嬤的狀況就會有明顯的改善。

阿嬤的主要照顧者是年近五十的女兒，女兒也是聰明照顧者，她知道媽媽會因為血鈉變化而有行為變化，所以她不會說媽媽就是愛亂抱怨或者聽而不聞，相反的，只要媽媽再度抱怨身體像被火燒，她就警覺地將媽媽送到醫院，把該補充的營養成分都補起來。

後來她還將母親送到我們榮總的日照中心接受日間照顧，老人家白天有事做，藉由建立生活的規律性，大大減少了日夜顛倒的狀況，同時間家屬也能擁有自己的時間，例如做女兒的就能從事網拍工作，讓自己能放鬆精神外也對家庭經濟有所幫助，這樣才是聰明照顧者，希望有更多的家庭照顧者都朝這樣的方向邁進，最後，也要向廣大辛苦的照顧者們說聲：您們辛苦了。

10.

失智警官抓小偷 吃吃喝喝快樂過晚年

吳淑棉 社團法人高雄市聽動成長協會／總幹事

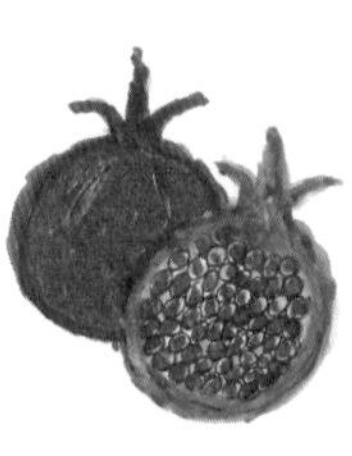

方貴雲 阿嬤

我一如往常在聽動成長協會承接的失智據點內忙碌著，眼角餘光感覺到有個身影在圍牆外來回走動，不時還探頭望過來。畢竟經營據點有段時日了，我知道這大概是想探詢長照訊息卻又不知如何開口的民眾，於是我開門請他進來坐坐、看看我們可以為他提供哪些服務，但一聽這話，他反倒連忙說沒什麼事情，很快的就轉身離開。

匆忙間來不及留下他的聯絡方式，還好在探詢鄰居後，一位阿姨告訴我曾好幾回見到他於清晨坐在鄰近公園內的長椅上發呆，於是我隔天特意起了大早到公園繞了幾圈，卻沒見到那位先生的身影。失落的我只好轉頭回辦公室，怎麼也沒想到一踏入據點就見到找了好久的人正端坐在客廳沙發上。

按捺下心中的驚喜，我立刻上前打招呼，這才知道他姓林。林先生雙眼紅腫，明顯是長期的睡眠不足造成的，他緊張的低頭摳指甲，緊繃的肩膀顯示長久來背負的壓力與無助。勉強喝了一口我們端上的咖啡後，他緩緩說出家中的狀況。

林先生是家中唯一的兒子，他的大姊和小妹都已出嫁並定居外縣市，因此當母親離世後，照顧老父親的重責大任就落在林先生身上。林先生的父親自警察職務上退休，退休後還願意回到派出所擔任志工，把自己的生活安排得充實又有規律，說起來並沒有帶給家人什麼麻煩，但或許正是因為老人家的獨立，讓為生計忙碌的兒女們忽略了父親畢竟年紀大了，很多時候身心上的變化就在不知不覺中發生。

就在幾年前的颱風夜，睡夢中的林先生突然被老父親叫醒，他驚恐的說有小偷進入家門、要趕緊報案。林先生下床仔細查看，只見門窗都關得好好的、根本沒有人闖入。他覺得父親無理取鬧，兩人說著說著就吵起來，父子間開始產生隔閡。

一段時間後，睡夢中的林先生被電話鈴聲吵醒，接起來一聽是派出所警員，很客氣的說林老先生正在派出所報案，說是家中遭小偷了。睡眼惺忪的林先生以為是詐騙集團，大聲回罵：

「要詐騙也不打聽一下我家父親可是警官退休的，再說都大半夜了，老人家應該還在睡，又怎麼會到派出所去報案？」

用力掛斷電話後，林先生想了想，忍不住起床到父親房間查看，只見父親床上空無一人，他大吃一驚，難道剛才那真的是派出所的來電嗎？林先生趕到派出所將父親接回，當然那晚的睡眠就此泡湯了。

誰也沒想到這才是麻煩的開始，從此這齣戲三不五時就會上演，林先生受不了父親的吵鬧，只好在深夜陪他到派出所報案，員警也開始熟悉這對父子，總會裝模作樣的幫老先生做筆錄，這才讓老先生安心、願意轉身回家。

後來老人家的狀況越來越糟，常是開著電視機、整日躺在沙發上不動。他開始逃避洗澡，又總是說吃不下、咬不動而拒食，於是身體日漸消瘦，走起路來左搖右晃，讓做兒子的看得提心吊膽，怕他隨時會跌倒。

其實林先生知道父親是失智症患者，但他沒有足夠的照顧能力，加上左鄰右舍對這個疾病的不瞭解，總是不時對他投注責難的眼光，讓他有苦說不出。他白天要上班、晚上又不得安眠，身體陸續出現警訊，還好里長知道林家的狀況後，告訴他鄰近地區就有失智據點，建議他上門尋求專業的協助。

看著眼前快被照顧重擔壓垮的林先生，我拍拍他的肩：「你來找我們是對的！現在起，不再只是你一個人照顧了，你還有我們聽動成長協會團隊幫你！請你讓父親來據點，我們一起努力來幫助他！」

幾天後，林先生帶著他的父親來找我們，開始嘗試第一天的課程。當天，林老先生多半是默默的坐在教室角落發呆，也不願意吃午餐，於是接下來的幾天，我特意在午餐時間陪坐在旁邊鼓勵他進食，果然在有人陪伴下，林老先生的胃口好一點了。

我特意為他準備含有充分蛋白質的食物，幫助他透過吃來加強身體肌力。我希望他能吃多一點，於是改將他安置在一位素來就很會搶食的長輩身旁。果然，眼見同桌的夥伴積極的吃喝，林老先生也被激勵了，他開始認真的吃午餐，深怕眼前的食物一不留神就被搶

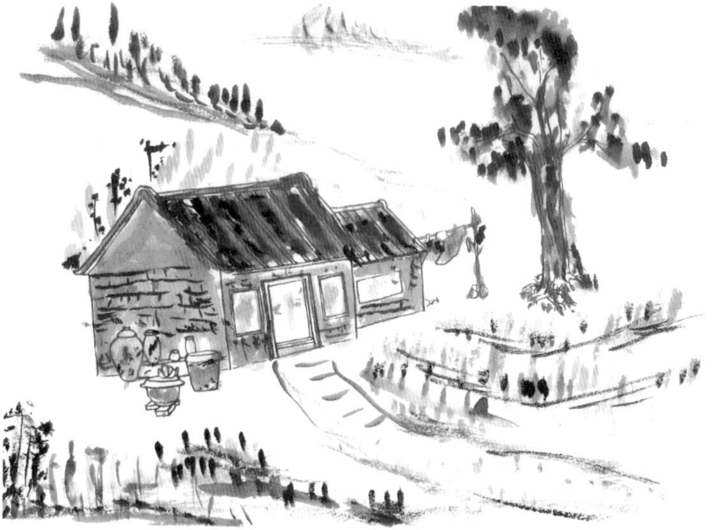

毛禮庭 阿公

走。仔細觀察下來，我們發現林老先生並沒有原先大家擔憂的牙口不好的問題，在進食狀況改善後，他的體力也慢慢恢復了。

下一步，就是面對林老先生不喜歡參與據點活動的問題。他常常抱怨老師不會教、活動不好玩，一開始我們先用晚輩對長輩的撒嬌方式拜託他一起加入，但老人家不為所動。後來我們想起林老先生是位退休警官，不知道是不是可以善用他的心理狀態、借力使力來促使他參與團體活動呢？於是就由我出面，一臉正經的找林老先生商量，先肯定他說得沒錯，老師的確是不太會教，但老師畢竟還年輕，我們應該給他機會多練習，幫助他將來成為一位好老師。林老先生被說服了，很爽快的說願意給老師機會，就此答應了參與活動、認真配合。

這就是老人家的微妙的心理，在據點工作久了的我們，都知道要順著毛摸，只要弄懂長輩們情緒關卡，老人家也是很可愛的。例如林老先生剛來據點時，他的兒子說老父親有嚴重的重聽，不時把「你說什麼、我聽不懂」掛在嘴邊，在家裡特別無法與媳婦溝通，不論她怎麼提高聲量，老人家聽不到就是聽不到。

仔細觀察後，我懷疑林老先生的重聽是選擇性的，每回見到來接他回家的不是兒子、而是媳婦時，他就會擺出臭臉。於是我做了個小嘗試，故意在走過他身旁時很小聲的說他穿得好帥，林老先生果然聽進去了，馬上開心的稱讚我也很漂亮。這下我確定要改善林老先生的「重聽」，就要先從改善家人間的互動開始，於是聯合了據點同仁們，每當見到林老先生的媳婦到來時，就會很熱切的在林老先生面前大力誇獎，從很會煮飯說起，找出千百個理由來說有個好媳婦照顧他、真是幸運啊。

漸漸的，林老先生也被影響了，他臉色和緩了不少，「重聽」問題更是大有改善，個性明顯變得活潑，老愛扮演正義使者，要是見到據點裡的長輩躁動起來四處遊走，林老先生會很自然地擺出警官的威嚴，半認真半開玩笑的警告大家再吵鬧就要拿手銬銬起來，讓大家都笑了，和緩了現場的情緒。

這就是我們據點內可愛的林警官，透過據點的安排，他開始依循正常的生活作息，白天活動排得滿滿的，消耗體力後晚上倒頭就睡。很快的，林家不再出現父子倆夜間到派出所報案的戲碼。家屬終於能好好睡覺，本來不願意參與活動、不吃飯、不想洗澡的老人家改變更大，他的體力上升、健康狀況大有改善，現在的他每從據點下課回家後，就會主動要求要洗個澡、好消除上了一天課後的疲憊呢！

吃，是一切的生命基礎

說起來，林老先生能有今日這樣的改變，最早也最基本的，就是我們嘗試改善他的進食狀況，因為不論哪個生命階段，只要是人就脫離不了吃喝拉撒睡，其中又以吃最為優先。失智長輩的吃喝問題更需要照顧者關心，因為在失智症的影響下，他們會遭遇到感官的退化卻又有表達上的困難，因此失智患者要面對的問題，可能比失能患者更多。

我們常建議家屬，在面對飲食狀況不佳的長輩時，第一步要好好觀察長輩在生理功能上是不是遭遇到問題？若有需要，就要進一步帶去給醫師檢查和治療。最常見的是口腔問題，畢竟長輩咀嚼吞嚥困難發生時，再好吃、再營養食物都是吃不動的，所以把牙齒狀況修整好是第一步，有需要的話，假牙還是要裝，並且要協助長輩做好每餐飯後的口腔清潔，好好保健牙齒才能多吃幾年。

吃得久後就要吃得香，長輩就和所有人一樣，若是一年到頭一個人孤單單的吃飯就覺得越吃越沒有滋味，年紀大了只是代表吃得慢，但他也喜歡上桌一起吃飯，有人作伴飯菜吃起來就香。當然用餐過程中，為了避免嗆咳發生，我們千萬不要催促長輩，就讓他以他習慣的速度安心進食。

若是長輩牙口功能不好，我們可以特別為他準備質地較軟的食物，有時候可以搭配市面上販售的食物凝固劑，減低長輩吞嚥上的困難。長輩可能會出現餐具使用上的困擾，我們也能以輔助餐具來替換，主要都是希望讓長輩盡可能自己動手吃。有些家屬喜歡讓照顧者（如外籍移工）協助餵食，除非長輩真的無法自行進食，不然最好還是透過自行動手來維持長輩的活動能力，長輩用自己的速度和步驟來進食，也才能享受到吃東西的樂趣。

吃之外，喝水也是照顧長輩時的重要關鍵，年長者擔心上廁所不方便，普遍都有少喝水的狀況，但若每天喝水量不夠，那麼就會影響身體上各種器官的運作，甚至生理會影響心理，造成思緒上的混亂。所以我們要主動的關心長輩喝水的問題，最基本就是每隔一段時間就倒一杯水端到面前請他喝，有些長輩不喜歡喝白開水，那麼我們可以搭配一點茶葉或者檸檬汁來增加風味，更高明的方法是在不知不覺間讓長輩願意大口喝，例如在我們的據點中，工作人員會和長輩玩划拳遊戲，輸了的人要喝一杯，只是把酒換成水，長輩依舊笑得很開心呢。

聽聽專家怎麼說

黃惠芳 高雄市衛生局社區營養推廣中心／營養師

這篇故事細膩描述了故事主角的林老先生，從最初的妄想和睡眠障礙等精神行為症狀開始，到最後產生營養問題，我們可以讀到故事中照護人員用心與專業的照顧品質。當然在「吃」上產生問題並非失智症患者所獨有，只是人畢竟是一日三餐（甚至更多），所以我們往往多加用心就可以透過共食的過程，提早發現家人是不是出現了失智症的跡象。

例如老母親（或老父親）掌廚了一輩子，突然間兒女發現煮了一輩子的拿手菜味道不對了，可能是鹽放得太多，也可能是兩、三天之內每餐都煮，或者買了相同的食材把冰箱塞得滿滿的，但若問起來，老母親往往不承認，或者暴躁易怒，那就很可能是失智症的前兆，家人最好帶去看一下醫生。

若真確診失智症了，只要退化程度還不嚴重，我們都建議不要立刻免除他煮食三餐的工作，除了這已是患者長年的生活樂趣外，更因為準備三餐是非常好的日常活動，對維持體能和認知能力都有幫助。只是此時最好有個照顧者（熟悉長輩習慣的家人最好）在旁陪伴與協助，先從引導長輩思考要煮什麼餐點開始、再問需要準備哪些食材、接著帶出去買菜就是很好的體能訓練，回到家後的清洗食材和切切剁剁都能維持身體功能，避免快速退化。若家屬擔心患者的能力已無法負擔過去的工作量，那麼可以讓他只準備小份量的菜就好，不要因為生病了就立刻剝奪了準備三餐的工作。

另一種狀況，發生在單純負責吃的人身上，家人可能會發現長輩的口味改變了，不知不覺間越吃越甜或者越吃越鹹，甚至有可能會嫌怎麼吃都沒有味道。家人除了帶長輩去給醫生檢查看看外，也能巧妙的利用食材的酸味來刺激唾液分泌，或者用天然香辛料來增加長輩味覺的敏銳度，例如加入鳳梨或蘋果入菜，洋蔥濃湯也是一個好選擇。

「吃飯皇帝大」，所以進食困難是不論失智、失能或亞健康長輩都可能遭遇到的問題，畢竟人就是會隨著年齡增長產生器官退化狀況，我們在社區中進行衛教講座時，通常會建議當家中長輩出現吞嚥困難、甚至嚴重到影響進食意願而導致營養出現問題時，大家可以先從選擇容易烹煮的食材，或改變烹調方式下手，若再搭配食物處理機就更便利了。

我們的原則就是注重新鮮、多元且均衡攝取六大類食物，盡量滿足患者每日所需的熱量和營養素。六大類是指全穀雜糧類（如地瓜、芋頭、山藥、馬鈴薯等）、豆魚蛋肉類（如豆腐、魚肉、雞蛋等）、蔬菜類、水果類、乳品類（如奶類、起司、優格等）以及堅果種子與油脂類（如芝麻、花生、杏仁等）。

當然隨著身體機能的退化或者患者個性的變化，照顧者們也可能面對患者拒食、對飢餓無感或者忘記怎麼吃等更嚴重的問題，此時家屬首要是尋求專業醫療團隊的協助，藉由共同討論來找出應對的方法，少量多餐是可能的替代方案，有必要時也許還要仰賴鼻胃管或者其他營養素的補充。

但在還沒走到這一步之前，我們總是希望維持「吃」是愉快的事情，相信對每一個人來說，飲食一事都深受家庭背景和環境因素以及情境氛圍影響，「吃」不僅是為了補充身體的營養需求，更能舒緩情緒壓力和增加社交活動，所以身為照顧者的我們，可以多花點心思來引導和增加長輩在進食上的樂趣。

我就曾遭遇家屬前來求助，他們的老父親長年偏愛吃堅果，最愛用牙把堅果殼咬開、嘎滋嘎滋吃得滿嘴都是香味。但他年紀大了，牙齒鬆動早已無法咬食，吃不動讓他對自己發脾氣，加上有幾回細小的堅果造成他嗆咳、有進而引發肺炎的風險，於是家屬開始限制他吃堅果，這讓老爺爺很生氣，變得什麼都不想吃，苦惱的家屬不知道該怎麼辦才好。

我請家屬還是讓爺爺吃堅果，堅果類到底算是健康食物，也是他長年來的樂趣。只是我們這時候要做點小改變，首先要先把堅果打碎，記得要在爺爺的面前磨成粉，然後在他的注視下將堅果粉加在米飯上或者牛奶上，也可以嘗試加在蔬菜等其他食材上。重點就是讓爺爺看見食物的原型後再打碎，幫助他理解到這還是他喜愛的食物，藉由觀看亦可以引發胃口，再來加在米飯等食材上也能引導爺爺不知不覺中吃下其他的營養素，一天又一天持續做下來，爺爺也開始能正常進食了喔！

11.

同理早發性失智 貼近照顧者的心

謝宛玲　喜恩居家護理所／負責人

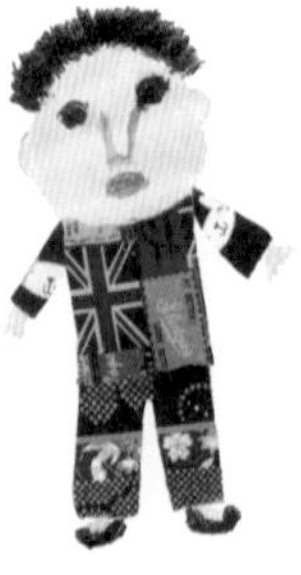

楊林桂 阿嬤

喜恩居家護理所投入長期照顧領域不是二、三天的事情了，來來去去照顧過許多失智與失能者，沒有哪一個家庭比哪一個家庭輕鬆。以我看來，照顧失智患者的家庭更要多花點心思，因為社會大眾多半對於失智症停留在一知半解的階段，最大的誤解之一是以為失智症是年長者才會罹患的疾病，其實近年來早發性失智症（又稱年輕型失智症）患者的人數持續增加中，我們就照顧過中年即確診失智症的徐大哥。

說起來，徐大哥的家人們剛開始時也沒發現他發病了，只是覺得他怪怪的。例如平常可以做到的簡單日常工作，徐大哥似乎忘了怎麼進行，隨著狀況越來越嚴重，家人帶他到醫學中心神經內科做檢查，這才發現徐大哥罹患了「早發性失智症」。他離開從事多年的工作後，就回到高雄與母親一起生活。

在這個家庭裡，與徐大哥同住的人是年邁的母親、以及原初為了照顧母親而聘僱的印尼籍看護。在家時，徐大哥習慣裸著上半身隨意走動，但這對印尼籍回教徒的外籍看護來說，是件非常不合乎禮節的事情，於是她對於徐大哥心生排斥，總是採取躲避的態度。加上徐大哥本身的脾氣也不好，容易發怒，導致家庭內總是充滿緊張的情緒。

長時間累積下來的緊張情緒，加上照顧失智者的壓力讓家屬難以承受，就在感覺走投無路時，經由失智共同照護中心個案管理師的協助，知道離家不遠處就有喜恩居家護理所承辦的失智社區服務據點，個管師建議徐大哥是不是可以到據點來看看？或許可以白天到據點參加活動，讓自己有與人接觸的機會、也讓家人有休息的時間。

照護早發性失智症者的困難

在多方鼓勵下，徐大哥勉為其難踏入失智據點。他的到來對據點工作人員來說也是個意外，因為對我們來說，即使聽過早發性失智症，但要認真說起來，徐大哥可說是我們第一位照顧到的早發性失智症患者，相信大家心中都曾升起類似的擔憂：「他還不到『長輩』的年紀啊，我們真的能讓他與現場的阿公阿嬤一起做活動、好好的在據點中相處嗎？」

另一方面，相信對當事者徐大哥來說，他的心頭也有很多的不安吧。看到據點內的長輩們，他是不是也覺得格格不入呢？大家明顯看出在初來乍到時，徐大哥情緒低落、根本不想加入團體活動中。我們知道這樣下去不行，還是要想辦法引起徐大哥的興趣，讓他願意留下來，要是讓好不容易走出家門的他又縮回家裡，再想拉他出來與人互動就難了。

那麼，就從交朋友開始吧！於是我們努力找機會徐大哥聊天，同時私下找家屬問徐大哥過去的生活習慣，大家的努力漸漸有了成果，我們與徐大哥的距離拉近了，還發現一個徐大哥素來喜歡、並且是獨樂樂與眾樂樂都可行的好活動：唱歌！我們趕緊向他介紹據點內的卡拉OK設備，徐大哥這才答應常來據點走走看看。

只要徐大哥願意來，就是一個好的開始！在我們的據點裡，每天安排多樣化的活動，例如健康操、藝術創作等等。我們也不勉強誰一定要參加，但有個地方可以來走走看看、與大家說說笑笑，應該也挺有趣的吧。不論什麼活動，看著看著總是一回生二回熟，日久也就不那麼排斥了，於是漸漸的，徐大哥融入團體之中，願意和大家一起活動手腳、玩玩動腦遊戲了。

但他可不是每項活動都來者不拒的喔，我們發現徐大哥明顯排斥畫畫這類藝術創作的課程。幾經觀察後，我們發現他的拒絕不是要個性或找麻煩，而是他真的有參與上的困難，原來失智症造成認知功能的退化，讓他在辨識顏色和形狀時發生困難。大家恍然大悟：難怪他畫畫時總是出現抽象畫。既然理解了畫圖會讓徐大哥心生挫折，自此後我們絕不勉強他參與這類活動。他願意坐在一旁陪大家邊聊天邊進行創作也好，或者不想待在室內、想出外走走都可以，當他表示想出外走動時，我們就會乘機搭配居家服務，請照服員陪他到公園散散步，或者到便利商店逛逛、採買家裡需要的東西。

失智症對徐大哥的影響不只如此，還包括我們透過共同午餐時發現的怪異行為：徐大哥會習慣性的伸手抓取食物。一開始我們請他用筷子進食，幾番嘗試都失敗後，我們理解到他已經忘了如何使用筷子，這的確也是失智症帶來的影響，不是他故意粗魯不文。但話說回來，誰說吃飯一定要用筷子呢？只要失智症患者願意自己動手進食，我們都該想辦法配合，幫助他用自己的方式和速度來吃，這能避免嗆咳，也能減緩退化的速度。於是我們改拿叉子給徐大哥使用，自此後他與大家一起坐下來吃飯時再也沒有發生問題了。

居家服務及時發現病況的改變

說起來徐大哥忘記的事情不只一項，長時間到他家中服務的照顧服務員帶著失落的語氣告訴我們，徐大哥似乎開始忘記刷牙、洗臉的流程。他描述觀察多次的現象：徐大哥能夠一如往常走入浴室、打開水龍頭，可是在他走出來後，照服員走進浴室查看，會發現盥洗用品都沒有被使用過的痕跡，牙刷還是在老地方、毛巾還是乾的。於是我們確定，失智症為徐大哥帶來新的影響，現在的他需要旁人協助洗臉和刷牙。

還好他早已開始使用居家服務，方便我們立即與照服員展開討論，教導照服員如何改變照顧的方式，這個方式並非立刻改成幫忙洗臉和刷牙，因為我們知道凡事都幫患者做到好並不是最好的照顧方式，照顧者直接動手做或許是最快的方式，但對被照顧者說，事事都由別人做到好，也就等於事事都不需要自己動手，那麼患者的退化的速度只會更快了。

於是我先感謝照服員的用心觀察，多虧了他，我們才能即早知道患者的需要。很多時候，這是連每天同住一個屋簷下的家屬都不見得會發現的。更棒的是，我們的居服員理解最好的照顧並不是凡事都幫忙做到好，很多時候不主動才是更好的選擇。我們的居服員很聰明的知道要把情況回報給照護團隊，藉由這個方式，他讓大家知道徐大哥的病程變化，方便我們在據點內時多留心，同時也藉由共同討論的方式，大家一起商議出最好的應對之道：那天起，每當徐大哥洗臉、刷牙時，照服員會站在浴廁的門口，用口頭敘述的方式，巧妙的提醒徐大哥該進行到哪一個步驟了，這個過程既是提供陪伴、避免發生危險，也在無形中進行訓練，嘗試幫徐大哥找回腦海中遺忘的步驟。

後來徐大哥的退化狀況日漸嚴重，比較明顯的狀況還是先由照服員發現的：徐大哥解尿時，不尿在馬桶裡、改尿在洗手台上。照護團隊一接獲照服員的回報就開始動腦筋想辦法，但這個問題比較棘手，還沒來得及處理，徐大哥的問題行為就被家人發現了。他的母親發現他在家裡會尿在洗手台上時，氣得破口大罵。母親猛然爆發的怒氣讓徐大哥不知所措，一時間脾氣也上來了，他大聲爭辯說尿哪裡不都一樣。就這樣你一言我一語，一件事接著一件事講，母子間吵得不可開交。

怒氣沖沖的徐大哥吵到想離開現場，硬從母親身旁擠過去，過程中力道沒拿捏好，加上他畢竟仍是身強體壯，一個推擠造成老母親站不穩，要不是外籍移工剛好站在身旁緊急拉了一把，一定是重摔落地，造成骨折都有可能。這一個意外讓全家人都嚇到了，往後幾天家中氣氛都很差，老母親氣得要命，看起來是肇事者的徐大哥其實也不好過。他自覺自己做錯了，情緒特別低落，整個人安靜下來不說話。

早發性失智症家屬的辛酸

母子間的爭吵嚴重到我都知道了，我感覺到這樣互槓下去不是辦法，或許有個外人來適時的介入就能來解開母子間的僵局。於是我帶著夥伴一起上徐家拜訪，一進門不急著說話，先耐心聽徐媽媽滿肚子無處訴的抱怨。其實，徐媽媽是愛徐大哥的，他可是自己的兒子，做母親的怎麼會不愛？或許正是因為愛，所以老母親特別傷心，她叨叨絮絮地說起徐大哥過去求學和工作上的表現都很好，應該人生大有可為，怎麼知道這個年紀就罹患上失智症？

聽到徐媽媽失落的語氣，我其實也是一陣心酸，說起來這也是照顧年輕型失智症患者的家庭必須面對的難題。大部分的失智症患者都是上了年紀的高齡者，可能早就兒孫滿堂、也自職場退休，但年輕型失智症患者可能還在青壯年時期，還承擔著養家活口的責任，但失智症讓他們喪失在家人眼中的可靠形象，也剝奪了他們的自信心。

就算沒有經濟壓力，對年輕型失智症患者的家屬來說，心中也有過不去的門檻。看看徐媽媽就知道，她的怒氣很大一部分是因為對兒子的失望，對她來說，失智症是種難解的疾病，面對生病後的兒子，她其實很無助，因為外人看來兒子還當壯年，為什麼不去上班？不是好手好腳的嗎？為什麼需要別人照顧？徐媽媽難以接受她辛苦了一輩子栽培兒子求學，好不容易出了社會、成家立業，不正是換他照顧老母親的時候

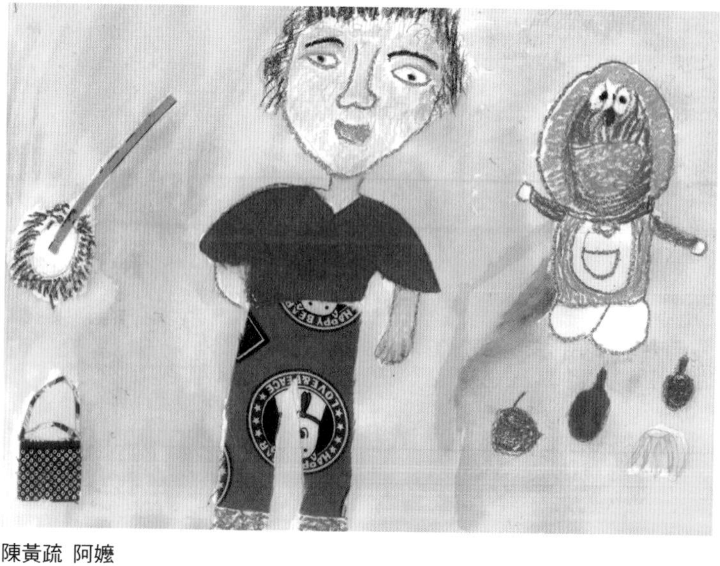

陳黃疏 阿嬤

嗎？為什麼他變笨了，很多事情都忘了，現在居然連尿進馬桶這件三歲小孩都會做的事情都沒辦法做到？

面對著邊哭邊抱怨的徐媽媽，我說我知道她很生氣，她的心裡一定是難過又深感無助。

「徐媽媽，」我問她，「妳知道徐大哥大腦的細胞受損了嗎？是疾病導致受損，這才讓他的大腦產生認知障礙。所以他尿尿在洗手台是因為大腦的認知功能受損了，不是徐大哥自己可以控制的。」徐媽媽應該是聽進去了，她開始想起兒子畢竟是一個生病的人。我乘機提出建議：

「我知道他有些行為和過去不一樣了，但我們可以把這些變化記錄下來，就當是我們學習重新認識他、接納他的改變，妳說好不好？」同時我也這樣勸她：「徐媽媽，妳年紀也大了，記得要把自己的身體保護照顧好，這樣我們才有辦法一起照顧徐大哥，所以不要生氣了，生氣反倒會造成自己不舒服啊，大家都需要妳呢。」

聽完我的話後，徐媽媽心情開朗了些，她慢慢和我閒談起來，特別問起起兒子有沒有在據點造成困擾。我一聽就在心中笑了，畢竟還是當母親的，對孩子的關心總是放不下的。於是我請她放心，繼續強調要鼓勵徐大哥持續到據點參加活動，保持他和人群的接觸，才能延緩退化。

那天過後，徐家的狀況改善了，徐大哥保持每天到據點來的習慣，他的個性越來越穩定，總是喜歡隨著音樂搖擺身體。至於引起母子間爭吵的尿尿問題，我們也在據點內嘗試應對，方法之一就是製作出明顯的圖像標示貼在洗手台和馬桶的牆面上，幫助徐大哥一看就能辨識出哪個是洗手用的、哪裡才是正確尿尿的地方，大大減低了他犯錯的機率。

我很珍惜與徐大哥相處的時光，身為年輕型失智症患者的他，為工作人員帶來許多新的挑戰，但也因此幫助我們從不同的角度來思考。做為長期照顧領域的成員，我們看見每個照顧家庭都有屬於他們的心路歷程，很多時候我們沒辦法完全解決他們的問題，但至少我們能在這個過程中，多了解患者和照顧者的感受和困難，並且適時的提供一點協助。相信每一位社工、照服員、護理人員、志工等專業人員都是在照護現場中邊做邊學，陪伴每一個家庭尋找任何可改善問題的方法，互相支持著一起走照顧之路。

12.

照顧長輩也關心家屬 協助自立更連結資源

吳淑棉
社團法人高雄市聽動成長協會／總幹事

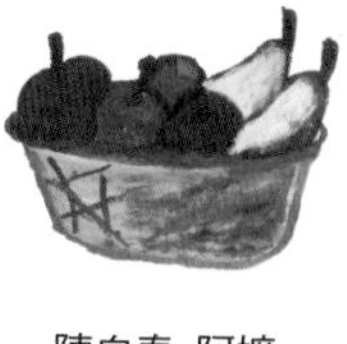

陳白春 阿嬤

聽動成長協會主要是以服務帕金森氏症患者為目標，患者中本有不少併發失智症，再加上高齡化浪潮下，許多家庭有長期照顧上的需求，特別是老老照顧的家庭更是迫切期待長照服務，於是我們毅然決然開啟了失智據點的服務項目。

抱著拓荒的心情，我們建置了位在社區中小巧可愛的失智據點，自開門服務的第一天起，就有不少民眾在散步途中經過，帶著好奇的目光探頭張望，有些長輩忍不住問：

「據點是啥咪啊？」

我總會笑瞇瞇的回說：「我們據點就是你的好鄰居啦，歡迎社區民眾有空來喝茶。」

這樣的形容是為了開啟民眾對據點的想像，但在輕鬆的語氣下所呈現的也是最真實的畫面。對我來說，失智據點就是踏入社區、站在長照第一線的灘頭堡。面對社區民眾的無助心情和照護壓力，我們能迅速地伸出援手，特別是在高齡長輩眼中，據點就在社區裡，少了醫療單位龐大繁瑣的制度規章，於是他們能減少面對陌生環境的不知所措，還能透過據點工作人員，來瞭解這個對他們來說變化太快的複雜世界。在我們據點接受服務多年的李伯伯與李媽媽的故事，正是對這個說法的最佳寫照。

炎熱的夏天早晨，李媽媽一跛一拐的領著罹患失智症的老伴李伯伯，走入聰動成長協會承接的失智據點。我迎上前，鼻尖立刻聞到隱約的臭味。李媽媽汗珠如雨下，我遞上面紙讓李媽媽擦擦臉上的汗珠，但李媽媽滿面倦容與焦慮神情，是面紙擦不掉的。她一開口就無法停歇的叨唸李伯伯：已經有半個月沒洗澡、拒絕換衣物、已有八天不願意吃李媽媽為他準備的食物。

「吃」這件事，對年長者來說特別重要。大吃一驚的我，馬上轉頭望向明顯消瘦的李伯伯，只見他滿臉怒氣，每當李媽媽想湊近李伯伯耳邊說話，他馬上閃躲、只用生氣的眼神回看。我心裡有數，對李伯伯來說，李媽媽才是最大的問題。

於是我先請工作同仁陪伴李伯伯，自己領著李媽媽到會談室，邊喝薄荷茶邊討論。透過對話，我理解李伯伯在過去可是很愛乾淨的，也不知何時起開始讓自己邋遢骯髒起來。至於李伯伯對老伴的怒氣呢？李媽媽承認，每當李伯伯怎麼樣都講不聽，她會對他越來越大聲的講話。我再追問她，是否曾在外人面前抱怨李伯伯的行為、有時還怨嘆自己命不好、要在年紀一大把時照顧老伴？李媽媽一聽就訝異的說我會通靈，根本像親眼見到她的日常生活。

我笑著把話題帶回重點上，告訴李媽媽日後她若有不開心的事情都可以來找我談，但盡量不要當著外人的面罵李伯伯了。相反的，我們要一起努力每天帶著笑來面對李伯伯，讓兩人間緊張的關係有所改善。

我想，正是因為夫妻間對彼此的敵意造成李伯伯的被害妄想，他懷疑老伴在食物中下毒，那麼先從吃的問題開始處理吧！當天中午，我邀請李伯伯坐下來一起吃飯，李伯伯微笑搖手拒絕，都在據點待上大半天了，不說話也不吃的他

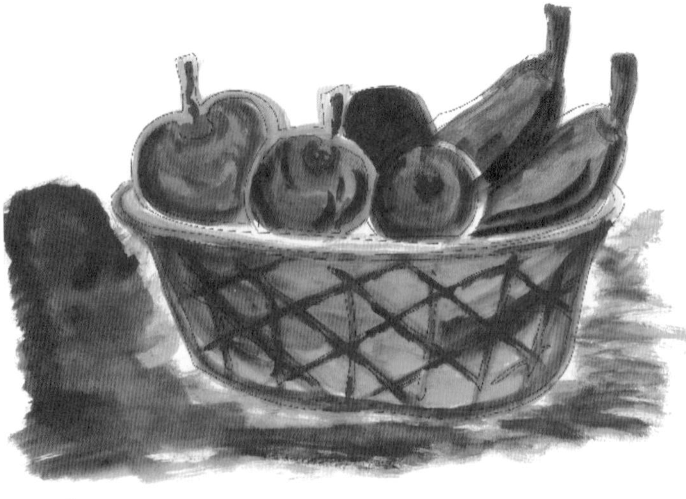

吳焜榮 阿公

卻連水都拒絕喝上一口。

我想這樣下去不行，至少該鼓勵他喝點水，於是我轉身拿一瓶包裝完整的礦泉水遞到李伯伯手中，請他自己開，順手再倒一些在我的杯子中分我喝。這個方法起了作用，李伯伯開始大口喝起瓶中的礦泉水。接著我拿出小包裝的餅乾，再度請他自行打開並分點給我，就這樣，我一片、他一片的，我們開心地吃完餅乾。

用盡心思的不著痕跡

李伯伯願意進食後，下一關就是他不洗澡的問題。我先請李媽媽隔天送李伯伯來時順便帶一套衣服，讓我試試看能不能在據點中勸他把已經16天沒更換的衣服脫下來。至於我則從掌握長輩的心理開始，我知道李伯伯有個兒子遠在國外，於是我邊拿衣服到他面前、邊說這可是他兒子大老遠從國外寄回來的，怕他不相信，我還事先安排好了李伯伯的孩子在那當下打開Line來視訊溝通，開心的李伯伯這下願意換衣服了。

因為協助李伯伯換衣服，我發現他在脫衣服的步驟上遭遇困難，導致他無法靠自己的力量就把上衣脫下來。我猜這也許是他進了浴室卻不願意洗澡、也不願意換衣服的原因之一吧。再加上無法理解的李媽媽話越說越多、口氣越來越重，他就以抗拒李媽媽的指令來表達心中的不悅。

那麼我們還是要回到兩位老人家間的相處模式上，才能真正解決問題。於是我問李媽媽可不可以帶著社工一起到他們家拜訪、一起吃晚餐，我搬出的理由還是以李伯伯為主，因為即使李伯伯中午願意在據點內一起用餐了，他晚上回家後還是什麼都不吃。

李媽媽答應了，開心的準備了滿桌豐盛的晚餐。席上社工不停的稱讚李媽媽煮得好吃，李伯伯聽得開心、頻頻幫社工夾菜舀湯，但他自己就是不動筷子。我們邊吃邊聊，當兩位老人家間的潤滑劑，讓晚餐氣氛改善了不少。飽餐一頓的我們滿足的摸摸鼓脹的肚子，再次強調說真是好吃，又鼓勵李伯伯多少吃一點，幾番勸說後，李伯伯終於拿起筷子開始進食。這下更肯定了我猜測，原來李伯伯是怕被下毒啊，想來我們沒出意外讓他安心了，這才願意吃晚餐。

飯後，社工故意跟李伯伯抱怨天氣好熱，渾身都是汗，不著痕跡的勸他去洗個澡會比較輕鬆，還很自然的問自己能不能協助他洗澡。想來是在據點內的相處時光起了作用，李伯伯同意了，於是社工領著李伯伯進入浴室，協助他脫掉上衣，李伯伯說接下來的步驟可以自己來，於是我們也不介入，就是站在門口注意他的動靜，有需要時就提供協助。

那晚大家都很愉快，沒想到困擾李媽媽的事情能這麼順利的解決，我們帶著滿滿的成就感離開李家，但為了加強李伯伯改變的意願，我們在往後五天持續到李家陪吃和協助洗澡，直到確認李伯伯的行為獲得改善了，兩位老人家相處時的情緒也穩定多了，這才結束每晚到李家拜訪的日子。

李伯伯來到聰動承辦的失智據點，成為我們的固定班底，獲益的不只有他自己，更重要的是讓李媽媽鬆了口氣，她說李伯伯看她的眼神變得溫柔，讓她彷彿又見到還沒發病前的老伴。現在李伯伯來到據點開啟一天的活動時，李媽媽有了自己的時間和生活空間，她會找時間到醫院進行復健、改善膝蓋的狀況好幫助行走；有時約了好久不見的老朋友去喝下午茶，聊得開心了再去買個菜後回家煮飯，等從據點下課的李伯伯一起吃晚餐。

從李家兩位老人家的身上，我們看見了現今社會的縮影，隨著高齡、少子化現象的加劇，兒女輩往往上有高堂、下有幼子，被暱稱為「三明治族」的這一代在上下兩代間為生計忙碌奔波，有時連自己都無法好好照顧，難免對於長輩晚年的長期照顧需求有力不從心的虧欠感。

以南部地區來說，這樣的照顧壓力更是沉重，因為不少南部子弟需要北上移居外縣市、甚至在國外打拚，留在家鄉的老父老母只能互相扶持。但老人家總是年紀大了，長年下來只有兩人四目相對的孤單生活常會帶來衝突，時日久了體力和感情上總會耗損，於是老人家們彼此耗著、誰都不知道該怎麼改變困境。

此時就需要第三人的介入才能有扭轉局面的可能，這正是在據點服務的工作人員能發揮的舞台了。就以李媽媽和李伯伯的故事來說，我們先扮演好聽眾，讓李媽媽把壓力都說出來，李伯伯就不需要承擔她的情緒。同時，我們也可以是觀眾，李媽媽滿手好菜但李伯伯怎麼都不吃，難免心中受挫又失去生活的動

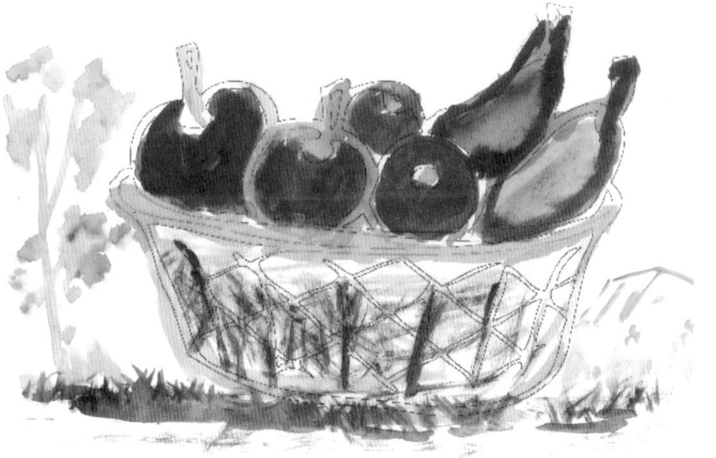

毛禮庭 阿公

力，當我們有個機會到她家裡用餐，李媽媽可開心了，端出滿桌美食、獲得我們大力讚賞，老人家立刻露出滿滿的笑容。

據點專業服務，貼心又實際

李媽媽逐漸把我們視為同住一個社區裡的親朋好友，這才願意讓我們踏入家門、看見平常羞於對外人道的狀況，那麼我們當然不能辜負老人家的期待，幸好除了陪伴外，我們還有專業知識可倚靠，於是我們著手為這個家庭連結上相關服務。例如，年紀大了多半要跑醫院，面對科別分得越來越細的醫療院所，許多長輩都很茫然，聽到要先上網掛號更是驚慌失措。但對有長照訓練的我們來說，這些都是基本常識，就算是還不熟悉的新領域，都可以透過各種管道幫忙打聽，之後協助老人家到醫院看醫生。

認真說起來，看醫生這件事不只是接送問題而已，很多時候長輩基於長年對醫師這個職業的敬畏，即使平日心中有千百個問題，但一踏入診間就吶吶不成言，對醫師的指令只會說好，被醫師問起身體的變化，卻又描述得七零八落。這樣的狀況對醫病雙方都不好，若再加上需要就醫的長輩已經有失智的跡象，就更令人擔心了。

在我們的據點中，所有工作人員都知道要為長輩的就醫行程特別做準備，提醒回診日期是最基本的，同時我們也會建議家屬能事前多做一點來幫助醫師做更好的診斷。例如，可以將長輩近日的身體變化記錄下來，血壓、血糖多少？晚上睡得好嗎？三餐狀況如何？每天大小便都正常嗎？這些都是醫師觀察患者健康狀況的依據。

若長輩就醫是為了失智症，那麼家屬可以多描述患者出現問題時的行為表現，有時候家屬只會說「我覺得他怪怪的」，醫師聽來一頭霧水。若是失智長輩在家裡出現怪異行為的當下，家屬能用手機拍攝下來，日後再到診間內播放給醫師看，那就更能幫助醫師瞭解了。

當然，我們可以為社區民眾提供的協助還很多，就以李伯伯的例子來說，我們也協助引進了交通接送、居家服務和居家會談的資源。其實長照單位常幫民眾做的資源連結，還包括申請輔具和專業人力（如居家服務、居家醫療和復健等等）、法律諮詢（如怎麼幫失能患者申請禁治產宣告）等，當然還包括了舉辦家屬支持團體，以及邀請專業人士來到社區教導照護方法。這些都算是據點的例行性工作，簡單來說，就是哪裡有需要、我們就來想辦法做資源連結。

我常想，社區內民眾比鄰而居，關起門來家家戶戶都很和樂，但在平靜的表面下，每戶人家都有自己的困難之處，對一個家庭瞭解得越多，站在長照現場的我們就越能幫忙連結所需要的資源。於是我常鼓勵民眾不要把自己關起來，相反的，越是有照顧壓力就要越敢於對外求援、不要怕去敲陌生的門，因為誰都不知道是不是就在那扇門後正是一雙等著提供幫助的援手呢。

漫漫長照路，相互扶持走下去

長期照顧是團隊工作，大家都必須仰賴他人的協助，千萬不要只靠自己硬撐，因為長路漫漫，沒有哪一個人可以長期撐著不崩潰，照顧者一旦倒下了，對患者、照顧者本身、甚至對整個家庭和社會來說，都沒有好處。因此，隨著政府政策的推動，更多長照專業人員願意走進社區，就讓我們在社區裡的長照第一線相遇，把各項資源連結成社會安全網，好接住更多因照顧壓力而瀕臨崩解的家庭。

蘇秋萍 高雄市失智共同照護中心（長庚）／個案管理師

長期在醫療現場服務，我非常能體會民眾對長照資源需求的殷切。聰動成長協會自高雄市推廣失智照護計畫起，就開始與我們一起並肩同行，當我們的前線來發掘有失智跡象的患者，同時也當我們的後援，幫助患者與家屬回到社區中好好生活。

在這個故事裡，我們看見對有長照需求的家庭來說，最重要的是懂得向外求助，只要找到對的單位、對的人，總會有分擔壓力的機會。長期照顧工作的確很辛苦，往往還需要持續許多年，但就是因為經年累月都無法逃避的長照壓力，所以我們更需要學會聰明照顧。例如在這個故事中，我們都學會了要抓住長輩的心、投其所好來幫助進食；協助洗澡時，也不需要每個步驟都插手，反而要鼓勵長輩多自己動手，好維持自主行動的能力。

當然，每個家庭需要的資源和照顧方式都不同，就像我們每個人都有不同的個性和表現自己的方式。生活也是這樣的，有人喜歡熱熱鬧鬧出門交朋友，就會有人喜歡安靜在家，每個人喜歡的生活模式都會延續到晚年，也影響了我們喜歡的照顧方式。所以我想，照護的模式理應是依照病人的樣貌和需求來規畫，加上考慮人多半喜歡晚年還是待在長年居住習慣了的環境裡，所以若待在社區中、居家附近就可以得到資源，那就太好了，接下來的關鍵就看是否有勇氣去找長照人員求助了。

我也曾有過這樣的經驗，協助的對象是郭奶奶，她常會在天色昏暗、門診區稀稀落落、護理人員開始準備結束診務工作時，氣喘吁吁的小跑步進來：

「醫生走了嗎？拜託啦，你跟醫生說，我突然想起來要回診了，換了兩班公車才比較晚到。」她因失智症而記錯看診資訊，我好幾回被診間人員找去協助。

對於她，我總是不忍心，多半給予通融，特別是考量她從遙遠的居住地、要自己換好幾班公車才到醫院來。也曾問其為何要特地長途跋涉，她淡淡地說：

「我靠津貼勉強生活，身心障礙卡在這裡看病不用錢，能省一點就省一點。」

看診是解決了，但回家後怎麼辦呢？她家附近偏巧尚未成立社區據點，我問她是否願意申請長期照顧服務，讓社區居家服務人員每隔一段時間，就到她的家中看看有沒有什麼需要幫忙的，郭奶奶立刻拒絕，原因還是擔心用錢問題。

我開始尋找其他可以提供協助的方法，比如我們知道郭奶奶獨居，於是往後在她就診的當日，我們一定會撥電話提醒她，幾次下來，彼此的信任關係建立起來，郭奶奶學會了要等我們撥電話通知，她再出門來醫院，相反的，沒接到電話的日子就乖乖待在家裡，少跑一趟路。

再來，我們也擔心她吃藥的問題，因為記憶力退化導致她無法正確記住吃藥的時間和用藥內容，可惜她身旁沒有能協助的家屬，我左思右想後發現華山社會福利慈善基金會長期為社會上三失（失智、失能、失依）的民眾提供服務，於是在得到郭奶奶同意後，我聯繫了她住家附近的站長一起到奶奶家看看，果然一進門就見到許多重複購買卻又被長期閒置的鍋具，桌上還有忘了吃、放到發霉的水果，從醫院領回的處方藥物都沒吃，一大綑、一大綑堆在角落裡。

基金會的站長很熱心的開始承擔起看顧郭奶奶的工作，工作人員會定期到奶奶家拜訪，每回來就做做量血壓這些簡單卻基本的健康檢測，也會幫忙打掃環境和聊聊生活大小事。若發現郭奶奶生活上有缺少那些物品，還會不定時帶來當伴手禮讓奶奶開心一下，這個過程中更包括了為奶奶提供與人互動的寶貴機會，讓奶奶也能感受到關愛和安全感。

我為郭奶奶連結上社會資源，其實社會上像這樣的例子還不少，慶幸的是像我這般願意為民眾找資源的長照人員更是不少，期望大家都願意多做一點，讓這個社會更溫暖，也讓社區成為每個人都能安老的地方。

雄溫暖，心照護：

高雄第一線失智照顧者無藏私經驗分享

作　　者／陳乃菁、葉秋梅、鍾佩容、張聖慈、謝彥緯、唐亞菁、李建勳、廖健翔、成茵茵、楊茜婷、林世芬、彭玉君、劉容甄、陳思帆、張得滿、朱哲生、吳淑棉、黃惠芳、謝宛玲、蘇秋萍
繪　　圖／蘇清龍、李玉、宋金枝、蘇張茸、王陳綺采、張金淑、鍾春妹、鄭陳菊梅、張瑪麗、張雪、張水成、王陳玉英、方貴雲、毛禮庭、楊林桂、陳黃疏、陳白春、吳焜榮
文字執行／劉盈慧
責任編輯／華　華
美術編輯／葉若蒂
企畫選書人／賈俊國

總編輯／賈俊國
副總編輯／蘇士尹
行銷企畫／張莉滎・蕭羽猜

發行人／何飛鵬
法律顧問／元禾法律事務所王子文律師
出　　版／布克文化出版事業部
台北市中山區民生東路二段 141 號 8 樓
電話：(02)2500-7008　傳真：(02)2502-7676
Email：sbooker.service@cite.com.tw
發　　行／英屬蓋曼群島商家庭傳媒股份有限公司城邦分公司
台北市中山區民生東路二段 141 號 B1
書虫客服服務專線：(02)2500-7718；2500-7719
24 小時傳真專線：(02)2500-1990；2500-1991
劃撥帳號：19863813；戶名：書虫股份有限公司
讀者服務信箱：service@readingclub.com.tw
香港發行所／城邦（香港）出版集團有限公司
香港灣仔駱克道 193 號東超商業中心 1 樓
電話：+852-2508-6231　傳真：+852-2578-9337
Email：hkcite@biznetvigator.com
馬新發行所／城邦（馬新）出版集團 Cité (M) Sdn. Bhd.
41, Jalan Radin Anum, Bandar Baru Sri Petaling,
57000 Kuala Lumpur, Malaysia
電話：+603- 9057-8822　傳真：+603- 9057-6622
Email：cite@cite.com.my
印　　刷／卡樂彩色製版印刷有限公司
初　　版／2020 年 8 月
定　　價／新台幣 320 元
I S B N／978-986-5405-86-1

城邦讀書花園 www.cite.com.tw　布克文化 http://blog.sbooker.com

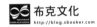